臨床で困ったときに助かった

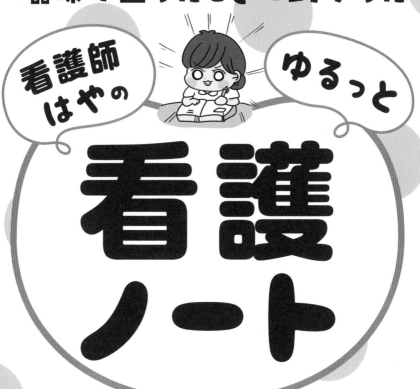

看護師はやの ゆるっと

看護ノート

著者 **はや**

監修 **大和田潔** 医学博士

永岡書店

はじめに

この本は、私が看護の現場で困ったことが起こるたびに
描いていた勉強ノートをまとめたものです。

「先輩に聞かれたことに、すぐに答えられない」
「業務に追われて、焦ってなにも考えられなくなる」

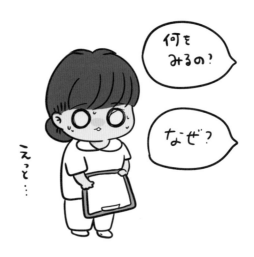

新人看護師の頃の私は、こんな悩みとともに
とにかく焦りながら仕事をしていました。

それもそのはず。
少し前までの学生時代は
毎日課題やレポートに追い込まれる日々。

試験前は追試を逃れるため
「一夜漬けで知識を頭につめこみ、
翌日には忘れる」の繰り返し。

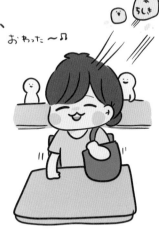

実習中は、記録に追われてばかりで
とにかく眠かった記憶しかない。

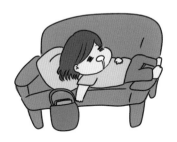

このような学生時代を過ごした私は、
看護師国家試験には合格したものの
学校で学んだ知識を
臨床現場につなげて活かすことが
とても難しかったのです。

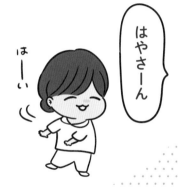

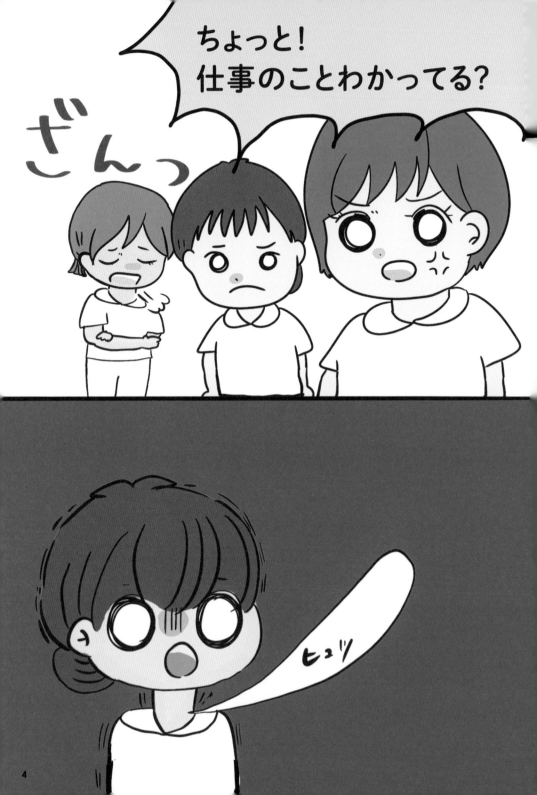

学校では教えてもらっていない、
事務的なこと
病院のマニュアル
他業種の方とのコミュニケーション
覚えることが、まぁ〜多い。

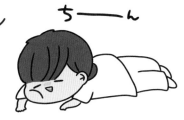

ちーーん

勤務後は、
ヘトヘトになって死んだように
眠っていました。

でも

「ただ、仕事のできる人」じゃなくて
「この人に任せてよかった」
と思われるような看護師になりたい。

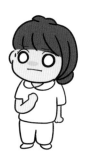

そんな思いをもっていた私は
「この焦りまくった日々から抜け出したい！」
と考え始めました。

「その日に学んだことを、なぁなぁにせず
自分の学びとしてしっかり吸収するぞ!」
と決めた私は

退勤後に、その日に学んだことを振り返りながら
イラストにしてSNSに投稿しました。

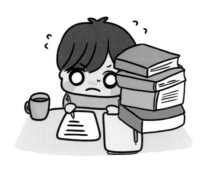

すると、「わかりやすい!」
「現場で役立った!」
など、たくさんの方が
コメントをくださいました。

あれっ!
保存数こんなに?

誰かの役に立っているのであれば、
もっともっといろんな勉強ノートを描いて広めて
みんなと一緒にいい看護を
めざしたいと感じました。

そして、書籍化をのぞむみなさんのお声のおかげで
この本は生まれたのです。

私は、勉強ノートを描き続けることで
仕事を時間までに終わらせるので精一杯だった日々が
気持ちと時間の余裕を生み出すことができました。
そして看護の質も変わったように思います。

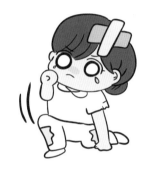

本書は、婦人科と消化器内科に勤務した頃の内容を中心に
私が困ったことだけを選んでまとめてあります。
読む方によっては全てが網羅されていないと
感じるかもしれませんが
この勉強ノートが少しでも、
一人でも多くの人に
役立つことを願っています。

はじまるよー

はや

目 次

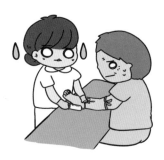

1章 全体業務で困ったときに助かった。

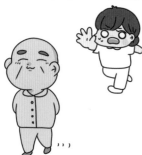

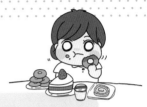

病棟で困ったときに助かった。

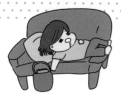

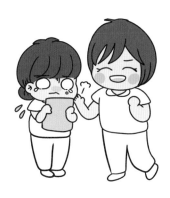

この本の使い方

HOW TO USE

本書は大きく2部構成になっています。

現場で困ったこと

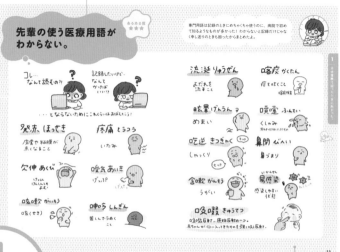

1章

全体業務メモ

はやさんが感じた基本的な
業務の困りごとのまとめ

勉強イラスト

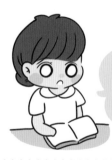

このイラストは、私が実際に困ったときに
勉強用にまとめたもの。気になるページか
らどんどん読みすすめてください。

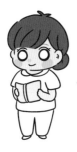

この本は婦人科と消化器内科で働いていた頃の私の勉強ノート兼成長記録です。

看護師たちの共感度

はやさんの経験に基づく病棟看護師の「あるある」度合い。

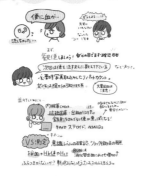

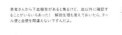

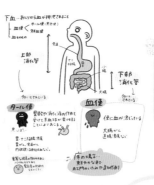

はやさんが患者さんに向き合うときに役立った知識のまとめ

2 病棟メモ

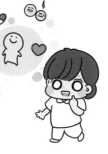

教え方は人それぞれ、病院ごとにも違ったりします。余白スペースには、学校や職場で学んだ知識をメモするのもおすすめです。

全体業務で
困ったときに
助かった。

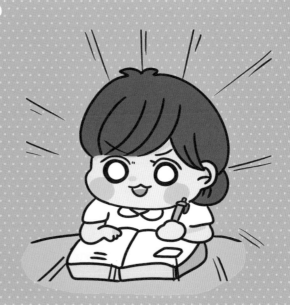

1年目とラブリー変換

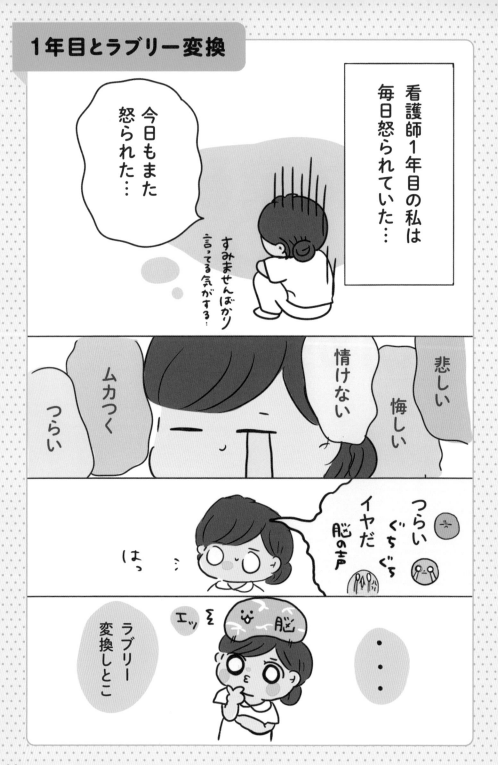

ラブリー変換とは!

イヤなことがあっても、出来事のいい面を
見ようとすることなのだ

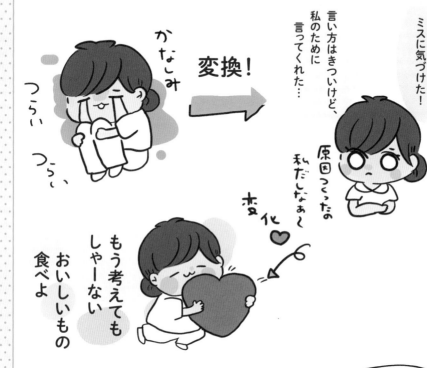

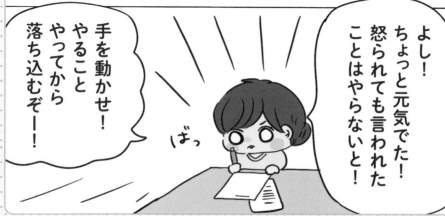

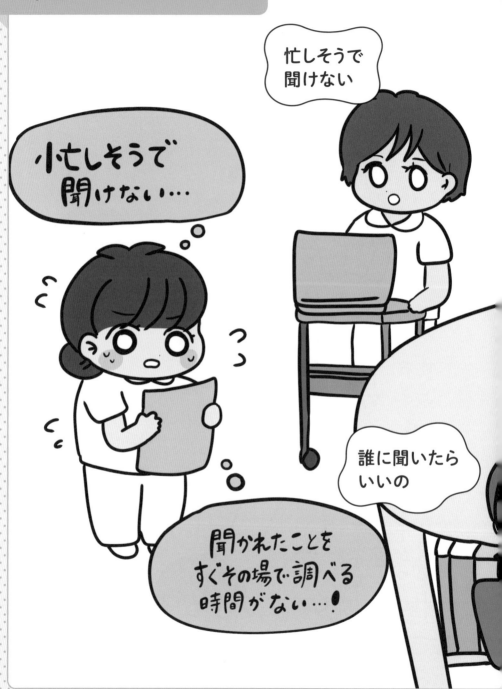

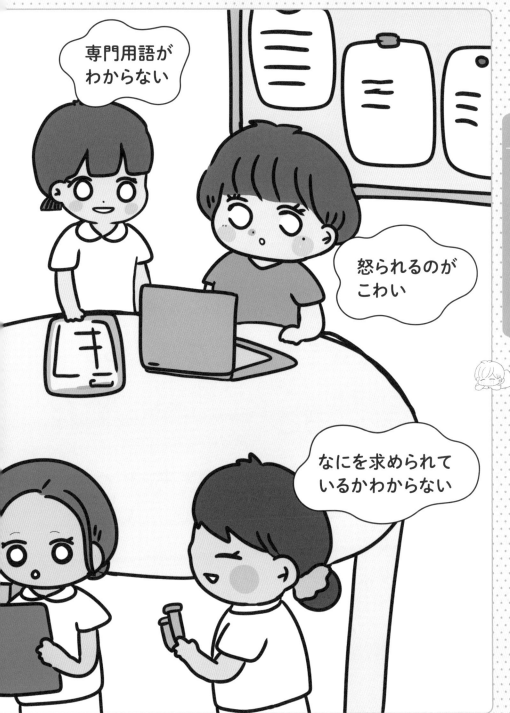

あるある度
★★★

先輩の使う医療用語が
わからない。

コレ…
なんて読むの?!

記録したいけど…
なんて
かけば
いい!?

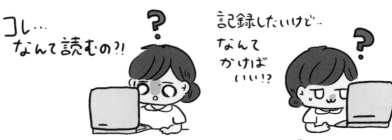

・・・とならないためにこれくらいはおぼえとこう!

発赤 ほっせき

皮膚や粘膜が
赤くなること

疼痛 とうつう

いたみ

欠伸 あくび

けっしん
けんしんとも
よむ

噯気 あいき

げっぷ

げぷっ

咳嗽 がいそう

咳(せき)

呻吟 しんぎん

苦しんでうめく
こと

専門用語は記録のときにめちゃくちゃ使うのに、病院で初めて知るようなものが多かった！わからないと記録だけじゃなく申し送りのときも困ったからまとめたよ。

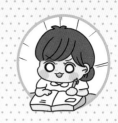

流涎 りゅうぜん

よだれを
流すこと

喀痰 かくたん

痰を吐くこと

喀痰検査

眩暈 げんうん

めまい

噴嚏 ふんてい

くしゃみ

思わず吹き出してしまうもの

吃逆 きつぎゃく

しゃっくり

ヒック

ヒック

鼻閉 びへい

鼻づまり

含嗽 がんそう

がらがらがらがら

うがい

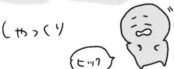

易感染 いかんせん

感染しやすい
状態

ねらえ〜!!

吸啜 きゅうてつ

吸啜反射…原始反射の一つ。
赤ちゃんが口に入ってきたものを強く吸う反射。

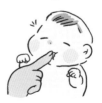

23

医療用語を略されるから
さらに混乱。

AD エーディー
admission

入院のこと

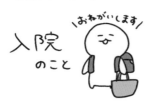「おねがいします」

ENT エント
Entlassen
ドイツ語由来

退院のこと 「かえります」

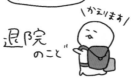

IC アイシー
informed consent

説明と同意

NG エヌジー
Nasogastric tube

経鼻胃管

 P100もチェック☆

マーゲンはドイツ語で胃

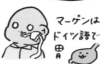

DM ディーエム
diabetes mellitus

糖尿病

HT ハイパーテンション
Hypertension

高血圧

WBC ワイセ
White Blood cell

白血球

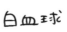

RBC アールビーシー
Red Blood cell

赤血球

PLT ピーエルティー
Platelet

血小板

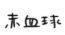

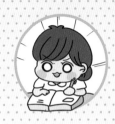

略語もカルテの読み取りや申し送りのときに、当たり前のように使われていたので大混乱！　一般用語の略語と同じものも多いから、間違えやすいんだよね。

CF シーエフ
colono fiberscopy

大腸内視鏡検査

GF ジーエフ
Gastro fiberscopy

上部内視鏡検査

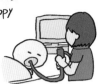

BS ビーエス
Blood sugar

血糖値

NPO エヌピーオー
nothing per OS （ラテン語）

絶飲食

US ユーエス
Ultra Sonography

超音波検査

XP エックスピー
X-ray Photograph

レントゲン

kot コート　←ドイツ語から
大便

kot-1日は排便1日なし、というイミ！

Hr ハルン
尿

ハルンカップ

AAA エーエーエー
abdominal aortic aneurysm

腹部大動脈瘤

BTS ビーティーエス
Bradycardia tachycardia syndrome

徐脈頻脈症候群

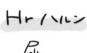

この頃は言葉ひとつでも「わからないこと」でパニックってたなぁ。

身体の部位が
パッと出てこない。

あるある度
★★★

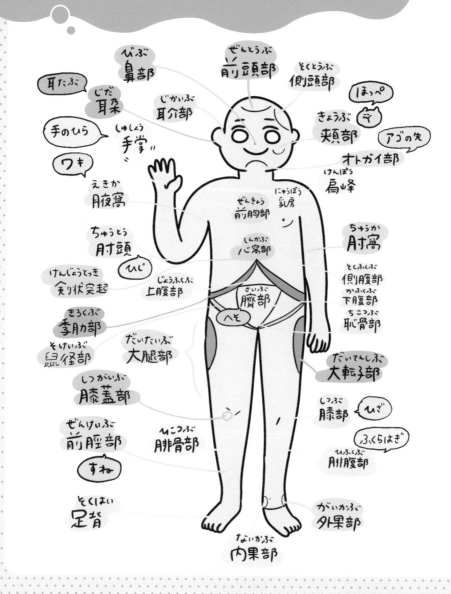

びぶ
鼻部

ぜんとうぶ
前頭部

そくとうぶ
側頭部

耳たぶ

じだ
耳朶

じかいぶ
耳介部

ほっぺ

きょうぶ
頰部

手のひら

しゅしょう
手掌

アゴの先

ワキ

オトガイ部

けんぽう
肩峰

えきか
腋窩

ぜんきょう
前胸部

にゅうぼう
乳房

ちゅうとう
肘頭

しんかぶ
心窩部

ちゅうか
肘窩

ひじ

けんじょうとっき
鈎状突起

じょうふくぶ
上腹部

とくふくぶ
側腹部

かふくぶ
下腹部

さいぶ
臍部

ちこつぶ
恥骨部

きろくぶ
季肋部

へそ

そけいぶ
鼠径部

だいたいぶ
大腿部

だいてんしぶ
大転子部

しつがいぶ
膝蓋部

しつぶ
膝部

ひざ

ぜんけいぶ
前脛部

ひこつぶ
腓骨部

ふくらはぎ

ひふくぶ
腓腹部

すね

そくはい
足背

がいかぶ
外果部

ないかぶ
内果部

身体の部位の名称も、記録や申し送りでよく使われたよ。普段は使わない言葉も多いし、漢字も難しいからちゃんと読めるようにしておきたかった！

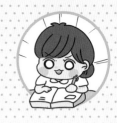

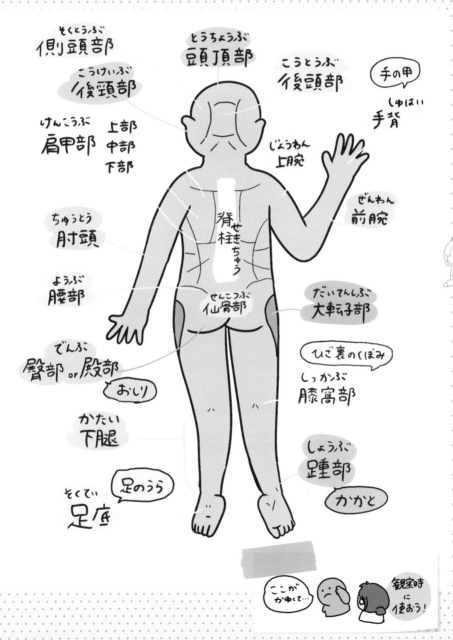

そくとうぶ
側頭部

とうちょうぶ
頭頂部

こうとうぶ
後頭部

手の甲

こうけいぶ
後頸部

しゅはい
手背

けんこうぶ
肩甲部

上部
中部
下部

じょうわん
上腕

ちゅうとう
肘頭

ぜんわん
前腕

ようぶ
腰部

脊柱
せきちゅう

せんこつぶ
仙骨部

だいてんしぶ
大転子部

でんぶ
臀部 or 殿部

おしり

ひざ裏のくぼみ

しっかんぶ
膝窩部

かたい
下腿

そくてい
足底

足のうら

しょうぶ
踵部

かかと

ここがかゆくて…

観察時に使おう！

皮膚の状態が言語化できない。

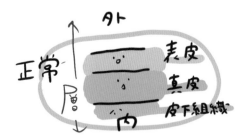

正常 外
層 内
表皮
真皮
皮下組織

中身がもりあがる

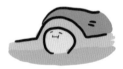
膿疱 のうほう

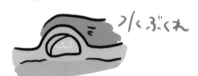
水疱 すいほう
みずぶくれ

膿がたまっている水疱

漿液や血液などの滲出液が
たまったもの

皮つがもりあがる

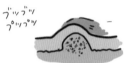
丘疹 きゅうしん

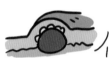
結節 けっせつ
10〜30mm

ブツブツ
プップツ

小さくもりあがる ⟶ それより大きい

30mm以上だと月重瘤になる。

皮膚は観察できても、言語化できないと記録や申し送りで
使えない！　似てる状態も多いから、間違えないように特徴
をまとめたよ。

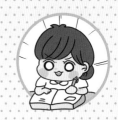

じんましんはコレ

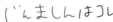

膨疹 ぼうしん

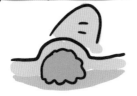

紅斑 こうはん

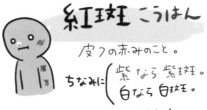

皮ふの赤みのこと。

ちなみに { 紫なら紫斑。
　　　　　白なら白斑。

皮ふのもりあがりはなし！

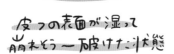

びらん

湿潤
ただれ

皮ふの表面が湿って
崩れそう→破けた状態

痂皮 かひ

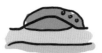

かさぶた
のこと

りんせつ
鱗屑　角質が
　　　盛り高住したもの

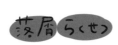

→脱落
　する と

落屑 らくせつ

乾燥が原因である
コトが多い。

保湿しよう！

頭皮なら
フケ

29

1年目の情報収集

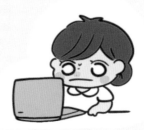

コレ見て…
アレ見て…

あっ採血ある
マニュアルと
あんちょこ
見直さなきゃ…

アセトアミノフェンって
なんだっけ
あっ痛み止めかー

他の薬も用法
調べないと…

あ゛ーーーーーーーーーーー
時間ないのに゛〜!!!!!!

すべての情報が
とりきれなくても
申し送りはする。

今日のうけもちは…
イベントは…

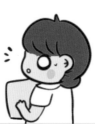

フォローの先輩 →

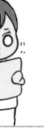

情報収集って何をどう
集めていいのかわからない。

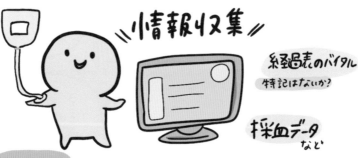

≫ 情報収集 ≪

経過表のバイタル
特記はないか？

採血データ など

患者さんのこと
クリニカルパス
疾患、既往、治療内容
内服薬

日常生活動作

ADL
リハ その他、特記事項は
ないか？

医師や看護師のきろく
SOAP

その日のこと
点滴、病状と体調の変化、イベント
（手術、内視鏡検査など）

指示ボ
Drの指示

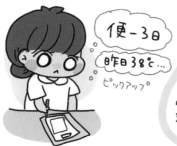

便 -3日
昨日38℃で…
ピックアップ

ざっとかいただけでも
こんなにある !!!
情報をとるだけでなく
整理しないと いけないから
大変 💧

32

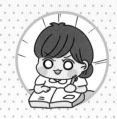

情報は限られた時間でカルテから取らないといけないし、
新人のうちは取れてない情報を指摘されるから焦ったー！
ポイントがわかったら取るべき情報もわかってきたよ！

目的は患者さんを視る！

情報収集しながらアセスメントができると点と点がつながっていきます。

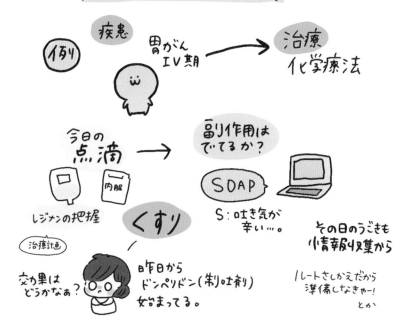

例

疾患
胃がん ⅣⅤ期 → 治療 化学療法

今日の
点滴 → 副作用はでてるか？
内服
レジメンの把握

SOAP
S：吐き気が辛い…。

その日のうごきも情報収集から
ルートさしかえだから準備しなきゃー！
とか

治療計画
効果はどうかなぁ？
昨日からドンペリドン（制吐剤）始まってる。

最初はくすりの効力能やレジメンをしらべたり準備するものがわからなかったり
はじめてのことが多い分、時間がまぁ〜かかります。
情報収集のシートにどれ仕反映するかは病院によってちがうので、
先輩にアドバイスを受けながら補足しよう〜‼

報告したつもりが 伝わってなかった…!

SBARを活用しよう!

えすばー

患者さんが いつもとちがう…!!
先輩に 報告しなきゃ !!!
→ 小情報を整理してみよう

S シチュエーション
Situation

ΔxOさん

腹痛の訴え
NRS9-10

バイタル

<u>状況</u>

誰に何が起こっているか

B バックグラウンド
Background

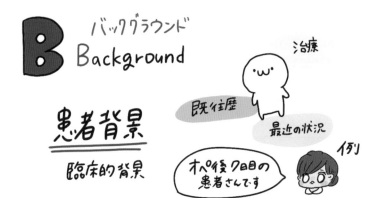

治療

既往歴

最近の状況

<u>患者背景</u>

臨床的背景

イタリ

オペ後7日目の患者さんです

頭ではわかってても実際にやると難しいのが報告。状況を的確に伝えてどうしてほしいかを整理するにはコツがあった！「SBAR(エスバー)」を頭に入れて報告したらうまくいったよ。

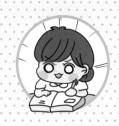

アセスメントが
苦手 という人も
多いはず。
疾患や病態の知識が
必須 ＞＜

新人さんは
異常の報告が
できればOK！

A Assesment
アセスメント

評価

現状の判断

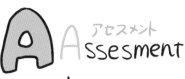

イレウスかも
しれません

イレウスの
可能性が
あります

R Recommendation and Request
リコメンド
リクエスト

提案、要請

問題解決のための
方法は??

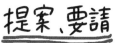

Aでおわらないように
しよう〜!!

レントゲンは
とりますか？

誰に報告するかで
情報量もかわるよ！

失敗？

ドクタ！？

一度きて下さい

指示
下さい

などなど

落ち着けばできることなのに、
焦ってばかりだったこの頃……。

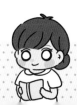

バイタルサインの正常値っていくつだっけ…。

R 呼吸 (respiration)

12~20回/分

頻呼吸：25回/分以上

徐呼吸：12回/分未満

意識レベルの評価も。JCS or GCS

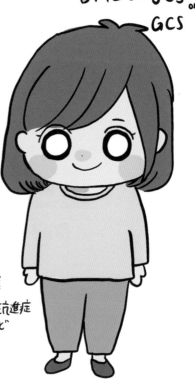

P 脈拍 (pulse)

60~90回/分

頻脈：100回/分以上

徐脈：60回/分未満

(頻) 発熱、貧血、心機能亢進状態
出血性・敗血性ショック、甲状腺機能亢進症
など

(徐) 神経原性ショック、頭蓋内圧亢進
甲状腺機能低下症、脊髄損傷

バイタルサインは基本中の基本。正常値がわかってないと異常かどうかもわからないから、覚えたかった。成人のものをまとめたけど、高齢者や子どもの正常値は違うから要注意。

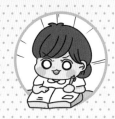

HR
心拍数 (heartreat)

60~90回/分

心拍数と脈拍はいつも同じか、
心拍数の方が多い。

BP
(blood pressure)
血圧

収縮期血圧
120mmHg未満

かつ

拡張期血圧
80mmHg未満

BT
体温 (body temperature)
腋下

36.0~37.0度
低体温 35.0度未満
高熱 38.5度以上

尿量
1~1.5L/日

SpO₂
95%以上なら正常 (年齢により異なる)
90%未満だと呼吸不全

ちがい
脈拍 → 体表から触知できる
　　　動脈の拍動

心拍 → 心臓が全身に血液を
　　　おくりだす拍動数

脈拍でわかる情報って何だっけ？

あるある度
★★★

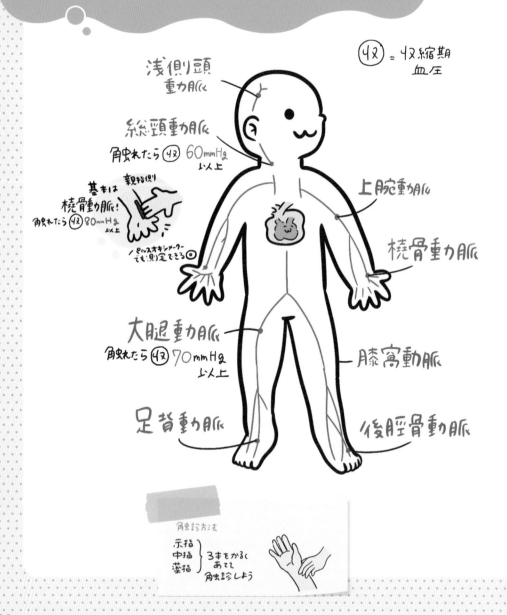

㊣ = 収縮期血圧

浅側頭動脈

総頸動脈
触れたら ㊣ 60mmHg 以上

基本は橈骨動脈！
親指側
触れたら ㊣ 80mmHg 以上
パルスオキシメーターでも測定できる◎

上腕動脈

橈骨動脈

大腿動脈
触れたら ㊣ 70mmHg 以上

膝窩動脈

足背動脈

後脛骨動脈

触診方法
示指
中指
薬指
} 3本をかるくあてて触診しよう

脈拍は回数も大事だけど、それ以外にも大事な情報がぎゅっと詰まっていた！　脈をさわることで何がわかるのか、知らないと困ったからまとめたよ！

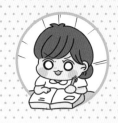

数 60〜90回/分

頻 100回/分↑
出血
発熱時
貧血 など

心房細動や
心室頻拍は
危険な頻脈！

徐 60回/分↓
神経性ショック
甲状腺機能低下症 など
洞機能不全症候群
房室ブロックは 徐脈を
引きおこす

随伴症状
めまい、ふらつき
意識消失

リズム 正常：整脈

不整脈 → 心房細動、期外収縮

不整脈がある場合は
心拍数と脈拍数の差がでる場合あり、かくにん！

大きさ 正常：異常な大きさ（小ささ）なし

大脈 大動脈弁閉鎖不全症

(1回の拍出量が少ない) **小脈** 大動脈弁狭窄症

交互脈とは → 大きな脈と小さな脈が交互に
あらわれるもの

左右差 左右差がある時は.. 拍動が弱い・少ないほうの
血行障害
大動脈炎症候群　四肢のマヒ、動脈の狭窄

硬さ 緊張度(強) 高血圧
動脈硬化 など
緊張度(弱) 低血圧
ショック など

患者さんが発熱すると あわててしまう。

あるある度
★★★

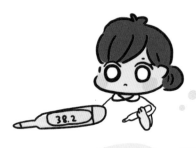

熱がでた!!! とあわてずに、

・バイタルサインも チェック！
（脈拍、呼吸数、血圧）

・意識レベル

基本の基本！

患者さんの
状況・状態で
アセスメントします🙂！

年齢イボテミ

既往…

（イダリ）イボテ後1日目と7日目での発熱の理由はちがう

・感染症
・悪性腫瘍
・アレルギー反応
・自己免疫疾患　など…

いちばん
よくある

薬剤熱

薬剤により引き起こされる
熱のこと。

腸閉塞

腹痛・嘔吐の有無
便秘・腹部膨満感

発熱だけでは診断
できない。
発熱したからといって
すぐ解熱させるのもよくない。
（医師の判断をあおぐ）
他の異常正常も報告しよう
緊急度が高いのか低いのか
情報をあつめよう。

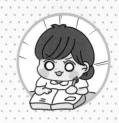

患者さんが熱を出すとどうしても焦るから、アセスメントしやすいように原因をまとめたよ。どうして熱が出るのかがわかってからは、落ち着いて対処できた！

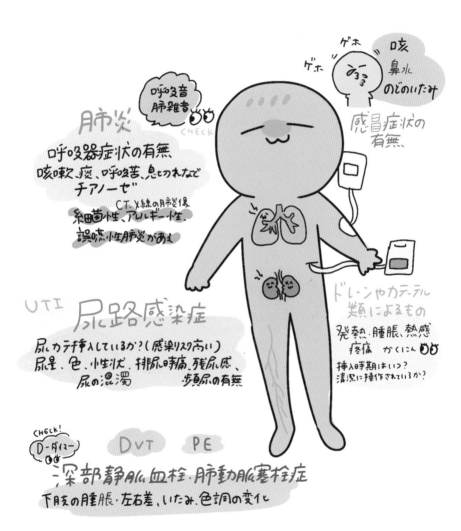

咳
鼻水
のどのいたみ
ゲホ
ゲホ

感冒症状の
有無

呼吸音
肺雑音
CHECK

肺炎
呼吸器症状の有無
咳嗽、痰、呼吸苦、息切れなど
チアノーゼ
CT、X線の肺炎像
細菌性、アレルギー性、
誤嚥性、小生肺炎がある

ドレーンやカテーテル
類によるもの
発熱・腫脹、熱感
疼痛　かくにん
挿入時期はいつ？
清潔に操作されているか？

UTI
尿路感染症
尿にカテ手挿入しているか？（感染リスク高い）
尿量・色、性状、排尿時痛、残尿感、
尿の混濁　　　　　　血尿の有無

CHECK!
D-ダイマー

DVT　　PE
深部静脈血栓・肺動脈塞栓症
下肢の腫脹・左右差、いたみ・色調の変化

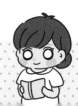

あわてちゃダメって思えば思うほど
焦ってしまっていた新人の私……。

血圧がどういうものか
うろ覚えであやしい。

血圧とは
血管を流れている血液が
血管壁に内側から及ぼす圧力のこと！

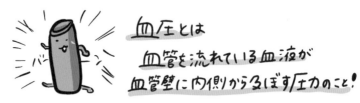

家庭🏠と病院🏥で
基準値はちがう…（高血圧学会より）

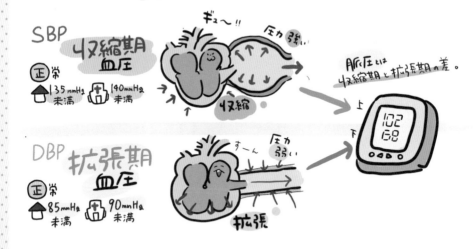

SBP
収縮期
血圧
正常
🏠135mmHg 🏥140mmHg
未満　　　未満

ギュ〜!! 圧力 強い
収縮

DBP
拡張期
血圧
正常
🏠85mmHg 🏥90mmHg
未満　　　未満

すーん 圧力 弱い
拡張

脈圧とは
収縮期と拡張期の差。
上
下

102
68

血圧もバイタルサインの基本中の基本だけど、どういうものかは現場に出ると忘れがち。なぜ血圧を調べるのか、変動する要因などがわかったら、理解も深まったよ！

血圧 = 心拍出量 × 末梢血管抵抗

SVR

SV 1分間に拍出される血液量

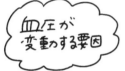

血管の硬さ弾力

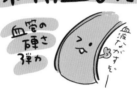
血液がつまる

血管がつよく収縮したり、血液がドロドロだと抵抗は大きくなる。

血圧が変動のする要因

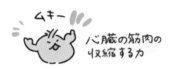
ムキー
心臓の筋肉の収縮する力

心臓 ─┬ 心収縮力
　　　└ 心拍数
　　　　　　心拍出量 = 1回拍出量 × 心拍数 !!

血液 ─ 循環血液量 など

血管 ─ 血管内の変化、収縮、拡張

神経やホルモン ─ 自律神経及びRAA系
　　　　　　　　レニン、アンジオテンシン、アルドステロン系

血圧が高くなる因子は次のページにまとめたよ！

患者さんの血圧を 測ったら高血圧だった!

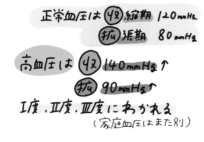

正常血圧は ㊿縮期 120mmHg
拡張期 80mmHg

高血圧は ㊿140mmHg↑
拡90mmHg↑

I度・II度・III度にわかれる
(家庭血圧はまた別)

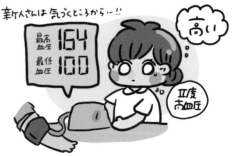

新人さんは気づくところから…!!

最高血圧 164
最低血圧 100

高い

II度高血圧

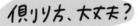

倶り方、大丈夫?

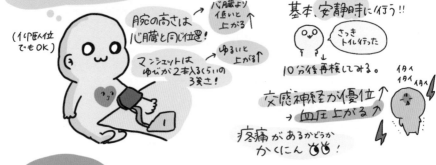

(仰臥位でもOK)

月宛の高さは
心臓と同じ位置!

→ 心臓より低いと上がる
→ ゆるいと上がる↑

マンシェットは
ゆびが2本入るくらいの
ゆるさ!

基本、安静時に行う!!

さっきトイレ行った

10分後再検してみる。

交感神経が優位↑
→血圧上がる↑

疼痛があるかどうか
かくにん!

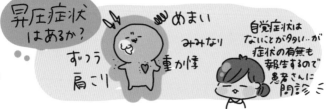

昇圧症状
はあるか?

めまい

みみなり

頭が重

ずつう

肩こり

自覚症状は
ないことが多い…が
症状の有無も
報告するので
患者さんに
問診

ステロイド内服薬は
血圧上昇の副作用 有

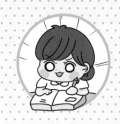

高血圧の人はめちゃくちゃ多いけど、いざその患者さんに当たると焦ってたなぁ。なんで高血圧になってるのか、観察項目を押さえたら落ち着いて看護できたよ!

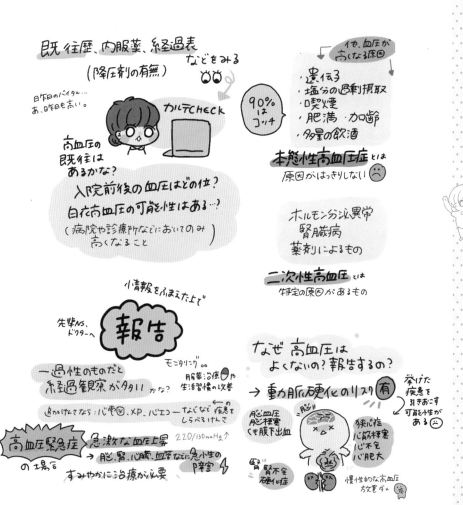

既往歴、内服薬、経過表 などをみる
(降圧剤の有無)

日世日のバイタル…あ、昨日も高い。

カルテCHECK

高血圧の既往はあるかな?

入院前後の血圧などの他?
白衣高血圧の可能性はある…?
(病院や診療所などにおいてのみ高くなること)

他、血圧が高くなる原因

・遺伝子
・塩分の過剰摂取
・喫煙
・肥満・加齢
・多量の飲酒

90%はコッチ

本態性高血圧症とは
原因がはっきりしない

ホルモン分泌異常
腎臓病
薬剤によるもの

二次性高血圧とは
特定の原因があるもの

小情報をふまえた上で
報告

先輩NS、ドクターへ

モニタリング。。
服薬治療や生活習慣の改善

一過性のものだと
経過観察がタヒ! かな?

見つけたいなら:心電図、XP、バイエコーなどなど 疾患をしらべるけんさ

高血圧緊急症 急激な血圧上昇 220/130mmHg↑
の場合 → 脳、腎、心臓など急小生の障害
すみやかに治療が必要

なぜ 高血圧は
よくないの?報告するの?
→ 動脈硬化のリスク 有

挙げた疾患を引きおこす可能性がある

脳血圧
脳梗塞
くも膜下出血

脳!!

狭心症
心筋梗塞
心不全
心肥大

腎
腎不全
硬化症

慢性的な高血圧がダメ

45

呼吸音はどこで聴診すればいいんだっけ…?

肺の
解剖生理を
理解する。

上葉
中葉
下葉

中葉は
前胸部で
聴診できる

肺の聴診の
目的は?

呼吸音の聴取と
異常心音の聴取
!!

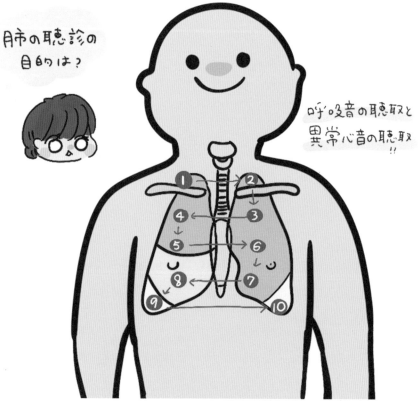

学生時代に覚えたことも、1年目は
あわてると出てこなくなってたなぁ。

呼吸音を聴診するシーンは多いけど、解剖生理を理解してなかったから、どこで聞くのかわからなかった…。フィジカルアセスメントに使うから、解剖生理を頭に入れておくのって大切！

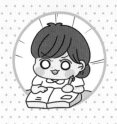

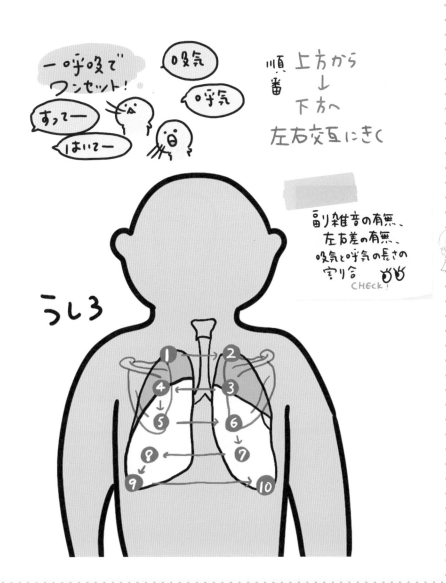

一呼吸で
ワンセット！

すってー

はいてー

吸気

呼気

順番　上方から
　　　　↓
　　　下方へ

左右交互にきく

副雑音の有無、
左右差の有無、
吸気と呼気の長さの
割り合
CHECK！

うしろ

あるある度
★★★

聴診しても副雑音が聞き取れない!

正常 スースー

① 肺胞呼吸音
② 気管呼吸音
③ 気管支肺胞呼吸音

連続性
副雑音

乾性

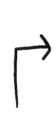

高調性
呼気 はく

笛音 てきおん
wheezes
ヒューヒュー

細かい気管支の狭窄
COPDや気管支喘息、肺気腫 など

低調性
呼気 はく

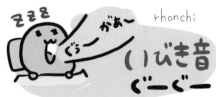
ソソソ
ぐぅー がぁー
rhonchi
いびき音
ぐーぐー

低調性は
吸気でも聴ける ☺

比較的
太い気管支が狭窄、痰貯留
肺がんや、COPD など

副雑音（ラ音）を聞き取るには、どうしても経験が必要。
とはいえ、聞き取れないと困るから、どんな音がするのかは
なんとなくでも頭に入れておきたかった…！

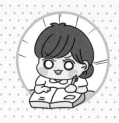

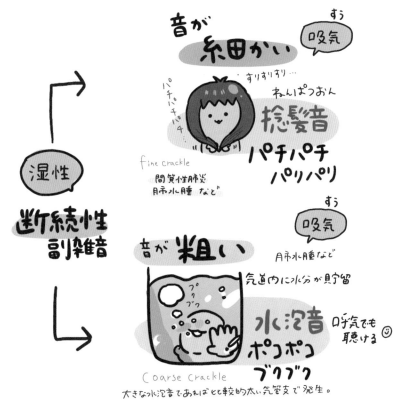

音が **糸田かい**

すう
吸気

すりすりすり…
パチパチパチ…

ねんぱつおん
捻髪音

fine crackle

間質性肺炎
肺水腫 など

パチパチ
パリパリ

湿性

**断続性
副雑音**

音が **粗い**

すう
吸気

肺水腫 など

気道内に水分が貯留

ブク
ブク

水泡音

呼気でも
聴ける ☺

Coarse crackle

ポコポコ
ブクブク

大きな水泡音であれば比較的太い気管支で発生。

〜その他〜

吸気・呼気時
どちらも

胸膜摩擦音

雪にぎにぎずっ→

こすれあうような音

ギュッギュッ
握雪音

バリバリ
バリバリ

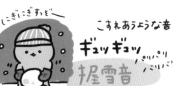

臓側胸膜と
壁側胸膜 が呼吸で
ついたりはがれたりする

胸膜炎 など

あるある度
★★★

意識レベルの確認の しかたがわからない!

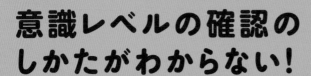

まずはJCSから! よくつかう

レベル0
意識清明

は——い

0は正常

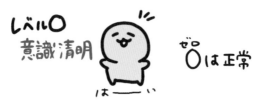

I 刺激しなくても覚醒

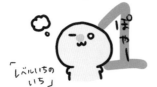

「レベルいちのいち」

ぽや

今 ひとつはっきりしない

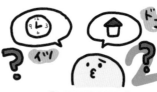

イツ

ドコ

?

?

見当識障害

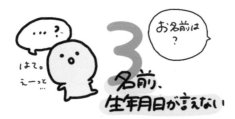

…?

はて。えーっと…

お名前は?

名前、生年月日が言えない

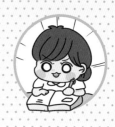

意識レベルを確認するのにはJCS(ジャパン・コーマ・スケール)とGCS(グラスゴー・コーマ・スケール)を使うよ。急変時はあわてるから、とにかくスケールを丸暗記!

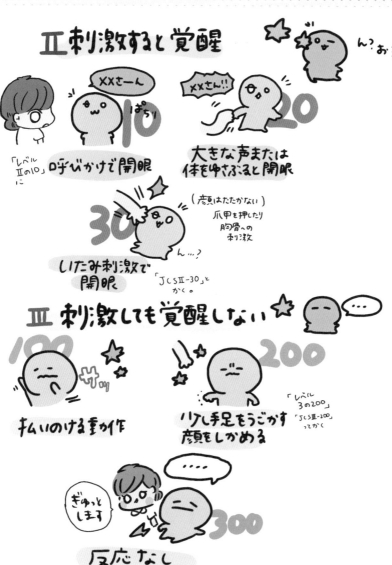

Ⅱ 刺激すると覚醒

XXさーん

「レベルⅡの10」に
ぱちり 10 呼びかけで開眼

XXさん!! ん?お?

20 大きな声または体をゆさぶると開眼

30 (顔はたたかない) 爪甲を押したり胸骨への刺激

ん…?

いたみ刺激で開眼 「JCSⅡ-30」とかく。

Ⅲ 刺激しても覚醒しない ……

100 払いのける重力作

200 少し手足をうごかす顔をしかめる 「レベル3の200」「JCSⅢ-200」ってかく

ぎゅっとします …… 300 反応なし

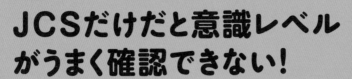

JCSだけだと意識レベルがうまく確認できない！

次は **GCS**！　JCSを使ってると GCSで「あれ？なんだっけ」ってなる

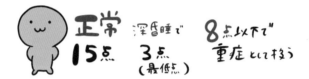

正常 **15点**　深昏睡で **3点** (最低点)　**8点以下**で 重症としてるう

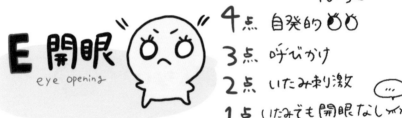

E 開眼
eye opening

4点	自発的	ぱちー
3点	呼びかけ	
2点	いたみ刺激	……
1点	いたみでも開眼なし	

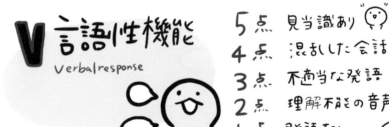

V 言語性機能
Verbal response

5点	見当識あり
4点	混乱した会話
3点	不適当な発語
2点	理解不能の音声
1点	発語なし ……

GCSも覚えておくと、JCSとの組み合わせでより意識レベルを深く確認することができるよ。2つとも覚えておくと、合わせ技ができて現場で焦らなくなった！

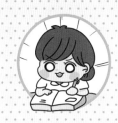

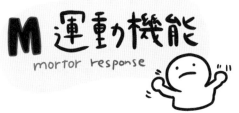

M 運動機能
mortor response

6点　命令に応じる
5点　疼痛部分を認識する
4点　いたみ刺激から逃避
3点　いたみ刺激から屈曲運動を示す
2点　いたみ刺激に対し伸展運動
1点　↑ 反応なし

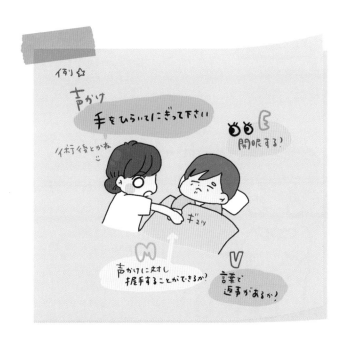

例☆

声がけ

手をひらいてにぎって下さい

開眼する？

ハ術後とかね

ギュッ

M　声がけに対し握手することができるか？

V　言葉で返事があるか？

ショックの徴候の
5Pって何だっけ!?

ショックとは? 急激な血圧低下により全身の重要な臓器の
機能が障害をきたした状態

ショックの5P

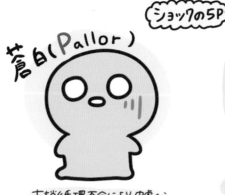

蒼白(Pallor)

末梢循環不全により皮膚が
蒼白になる。

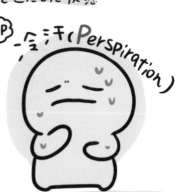

冷汗(Perspiration)

交感神経の緊張により漿液性の
汗がでる。

さわると じと〜っと
した汗?

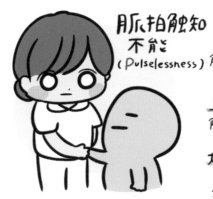

脈拍触知
不全と
(Pulselessness)

まずは
橈骨動脈!
触知可能なら 80 mmHg
↓ ふれない…
上腕動脈
触知可能なら 70 mmHg
↓ ふれない…
大腿動脈や頸動脈で
拍動かくにん!
頸動脈触知可能なら
60 mmHg

部位は
このあたり

心拍出量の減少により脈拍が弱まる

ショックには5つの徴候があるけど、その場面に実際に遭遇すると、すぐには思い出せないもの。5つの「P」を頭に入れて、焦らずに状態を把握できるようになりたかった！

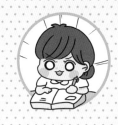

虚脱(Prostration)

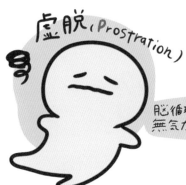

脳循環の低下により極度の脱力や無気力、意識障害が起きる。

呼吸不全(pulmonary insufficiency)

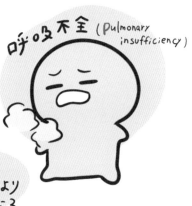

10回/分以下は徐呼吸

20回/分以上は頻呼吸

重度ショックでの代謝性アシドーシスにより呼吸が不十分になる。

これらの他に
血圧低下や抗利尿ホルモンによる
尿量低下(尿量≧0.5ml/kg/時)を
診断基準になるヨ。

血圧は
収縮期血圧90mmHg未満
or通常の血圧より30mmHg以上の血圧低下

ショックになった原因って何だろう?

循環血液量減少性ショック

出血、脱水
血液透過性亢進
→ 熱傷、腹膜炎、急性膵炎、イレウス

体内の循環血液量が直接的に減少することによっておきるショック。

→ 血液量の減少に伴い前負荷、心拍出量が減少し 血圧低下 ↓
それを代償しようと心拍出量増加 ↑
と、末梢血管の収縮

心原性ショック

心筋梗塞、不整脈 など

心臓自体のポンプ機能障害によってひきおこされる。

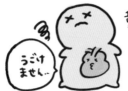

うごけません…

重症不整脈 → VT(無脈性心室頻拍)
VF(心室細動)
洞不全症候群
完全房室ブロック

ショックには4つの分類があって、覚えておいたらなぜ
ショックになっているのか、原因もわかるようになったよ。要
因となる疾患も理解したうえで覚えるのがポイント。

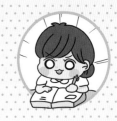

血液分布異常性ショック

敗血症、アナフィラキシー
神経原性(頭部外傷、脊髄損傷)
など

自律神経障害により
末梢血管が拡張し末梢血流が低下 ↓
循環血液量が十分にあれば最初は
心拍出量は増加
そのため末梢の血管拡張により
四肢は温かくなる。

しかし! しだいに心拍出量は減少し血圧は低下 ↓

心外閉塞・拘束性ショック

急性大動脈解離、肺血栓塞栓症
緊張性気胸、心タンポナーデ

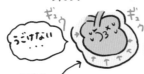

うごけない…

心膜腔内の
水・血液が圧迫

心タンポナーデ
→心嚢内に多量の液体(or気体)が
貯留し心臓の拡張障害から
心拍出量低下 ↓ によるショック

肺塞栓症
→心臓はしっかりうごいてる!けど…
肺動脈が血栓によってつまる or 狭窄することで
右心室の後負荷が増大して心拍出量が低下し ↓
機能不全に

急変時のアプローチが わからずパニック!

ABCDE アプローチ

生命が維持されているかを生理学的機能に
基づいて観察する手順

第1印象(30秒以内) → 同時 ABCDE → 報告・応援要請
アプローチ

最重要!!

Airway
A 気道

発声・発語は
あるか？

O2

会話が可能なら
気道は開通している

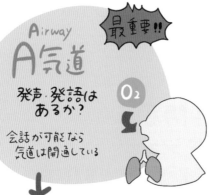

E 体表と体温

全身状態の観察
打撲痕、出血の有無、

B 呼吸 Breathing

呼吸回数:8〜25回/分 以上か？以下か？
異常呼吸・努力呼吸
胸部の動きの左右差はないか

急変はとにかく焦るけど、緊急時だからこそ落ち着いて看護したかった！　ABCDアプローチでひとつずつ対応していけば大丈夫！

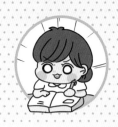

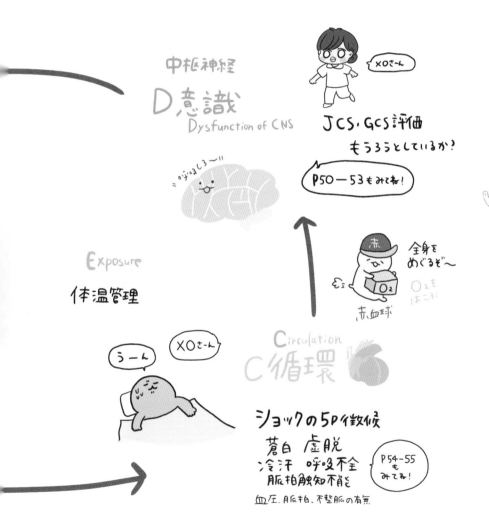

中枢神経

D 意識
Dysfunction of CNS

JCS・GCS評価

もうろうとしているか？

P50−53もみてね！

"ぐるぐるしろ〜!!"

Exposure

体温管理

全身を
めぐるぞ〜

O₂を
はこぶ

赤血球

うーん

XOさ〜ん

Circulation

C 循環

ショックの5P徴候

蒼白　虚脱
冷汗　呼吸不全
脈拍触知不能

P54−55も
みてね！

血圧、脈拍、不整脈の有無

与薬の方法って経口以外 すぐ出てこない。

あるある度 ★★★

与薬の

6R

正しい患者	正しい目的	正しい時間
正しい薬物	正しい用量	正しい投与経路（用法）

沢山あるけれど…。

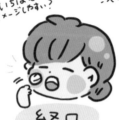

いちばん イメージしやすい？

経口
錠剤、カプセル、粉末など 形状いろいろ。

舌下
舌下に留める 粘膜を通して静脈に吸収 される。

眼は点眼

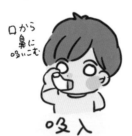

口から 鼻に 吸いこむ

吸入

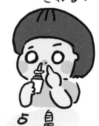

口から外用薬 含o軟剤 （うがいやく） トローチ なども

点鼻

直腸内（坐薬）

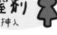

膣剤 膣に挿入

なんこう剤（ぬりぐすり）

貼付剤 ぺたり

新人の頃は「こんなこともわからないなんて、 なんてダメなんだ」って思ってたなぁ。

薬には口から飲む以外にもたくさんの経路があるけど、新人のときは混乱した。与薬の6Rのひとつは「正しい投与経路」だから、間違えないようにしたかったよ。

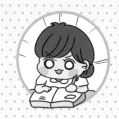

Pクロークもチェックしてみてね。

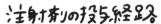

注射剤の投与経路

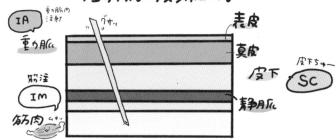

- IA 動脈（動脈内注射）
- 重力脈
- 筋注 IM 筋肉（ムキッ）
- 表皮
- 真皮
- 皮下 Sc（皮下ちゅー）
- 静脈
- グサッ

IP → 腹腔内注入
IT → 骨髄膜腔内注入

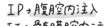

点滴 中心静脈 CV

i.v とも d.i.v 点滴 末梢静脈

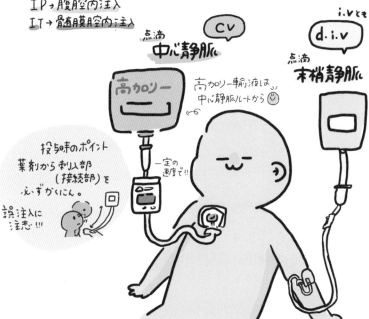

高カロリー

高カロリー輸液は中心静脈ルートから☺

一定の速度で!!

投与時のポイント
薬剤から刺入部（接続部）を必ずかくにん。
誤注入に注意!!!

点滴針を
うまく刺せない!

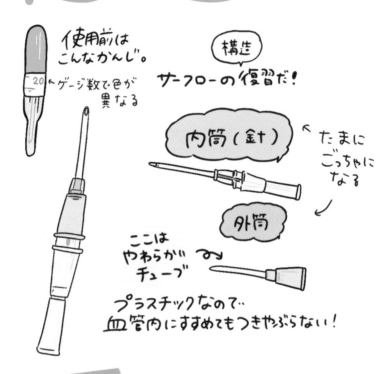

使用前は
こんなかんじ。

←ゲージ数で色が
異なる

構造

サーフローの復習だ!

内筒(針)

たまに
ごっちゃに
なる

外筒

ここは
やわらがい
チューブ

プラスチックなので
血管内にすすめてもつきやぶらない!

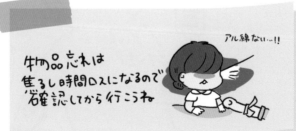

物品忘れは
焦るし時間ロスになるので
確認してから行こうね

アル綿ない…!!

点滴針がうまく刺さらないとき、先輩から「角度が甘い」って言われたんだけど、血管の中が見えるわけじゃないから難しい！わかりやすいように絵でまとめてみたよ。

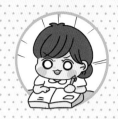

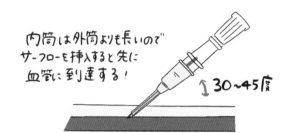

内筒は外筒よりも長いので
サーフローを挿入すると先に
血管に到達する！

↕30~45度

逆血
キター！！

ここで焦らず
針をぶれない
ように
すること！！

この時
あせって進みが
足りない or 進めすぎて
つきやぶることがあった

外筒まで逆血が
きたらサーフローを
ねかせる！

外筒も血管に到着するまで
1~4mm程度
さらにサーフローをすすめる

↕15度

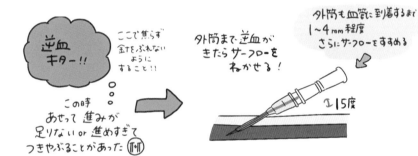

さらに数ミリ
サーフローをすすめる

（血管内に
通すイメージ）

外筒だけ
ゆっくりすすめる

内筒は動かさない
抜かない

内筒だけを血管内にのこす。

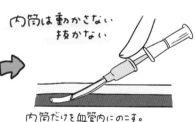

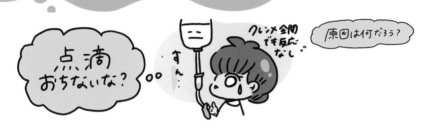

点滴が落ちていないかも
しれない…?

点滴
おちないな?

クレンメ全開でも反応なし…

原因は何だろう?

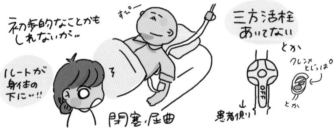

初歩的なことかもしれないが…

すぴー

三方活栓あいてない

とか

クレンメとじっぱ

とか

ハートが身体の下に…!!

閉塞・屈曲

患者側

OFF

必ず点滴ボトルから刺入部までかんさつする!

もんだいないけどおちないなぁってとき。

留置針の→ 固定をかえてみる

針先が血管壁に当たっているかも

針を若干ひく!

テープはりかえたらおちることもある

はりかえの時一緒にルート針がぬけないよう注意

ぴったりはってあるから…

びちょうせい

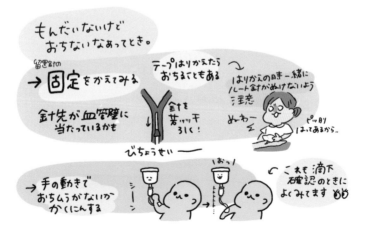

→ 手の動きでおちむらがないかかくにんする

シーン

はっ!

これも滴下確認のときによくみてます

薬液が落ちていないことに気づくと焦りまくり！　原因や対処のしかたがわからないと先輩から厳しく突っ込まれるし、ムダな対処は時間のロスにもつながるから覚えたよ！

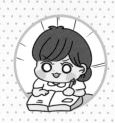

穿刺部の観察

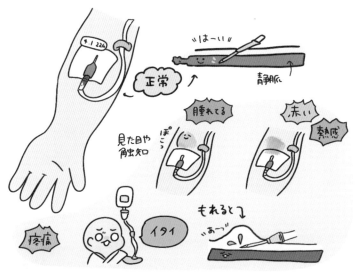

《はーい》

静脈

正常

見た目や
触知

腫れてる

赤い

熱感

ぽこっ

疼痛

イタイ

もれると

《あっ》

徴候あり‥
↳ さしかえよう！
放置ダメ!!

静脈炎、水疱形成、硬結などをひきおこす
この症状がある場合抜針後もモニタリング

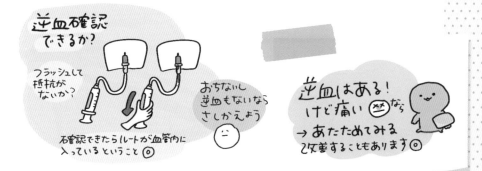

逆血確認
できるか？

フラッシュして
抵抗が
ないか？

確認できたらルートが血管内に
入っているということ◎

おちないし
逆血もないなら
さしかえよう

逆血はある！
けど痛い😖なら
→あたためてみる
改善することもあります◎

65

点滴の三方活栓のしくみがわからない。

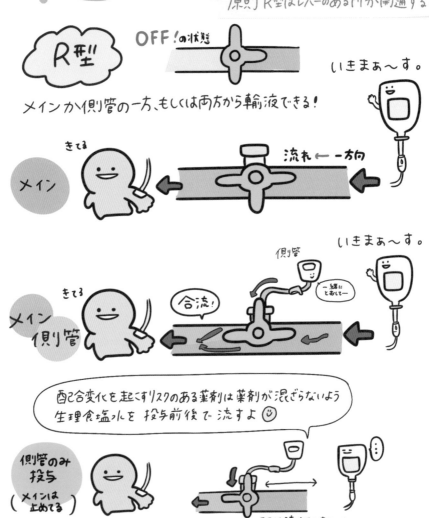

原則 R型はレバーのある所が開通する。

R型　OFF!の状態

いきまぁ〜す。

メインか側管の一方、もしくは両方から輸液できる!

メイン　きてる

流れ ← 一方向

メイン 側管　きてる

合流!

側管

一緒にとあげて〜

いきまぁ〜す。

配合変化を起こすリスクのある薬剤は薬剤が混ざらないよう
生理食塩水を 投与前後で 流すよ 😊

側管のみ投与
(メインは止めてる)

ココは流れていない!

66

点滴には三方活栓という栓があるけど、どんなしくみか知っておかないと薬液がちゃんと流れてるか、確認できない。覚えちゃえば楽勝だから、まるっとまとめてみたよ。

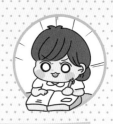

使用前後は消毒しよう。

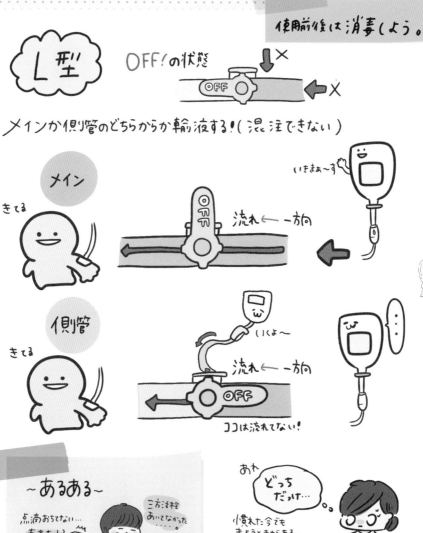

L型

OFF!の状態

メインか側管のどちらからか輸液する!(混注できない)

メイン

きてる

いきまぁ〜す

OFF

流れ ← 一方向

側管

きてる

いくよ〜

流れ ← 一方向

OFF

ココは流れてない!

〜あるある〜

点滴おちてない…
もれた!?

三方活栓
あいてなかった……

もれてなくて
ホッとする

あれ
どっち
だっけ…

慣れた今でも
まようときがある。
焦っても一旦止まって
考えれば大丈夫☆

先輩に聞けなかった

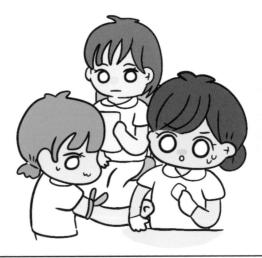

1年目の頃の思い出

ルート確保の手技テスト

同期と穿刺し合って
先輩に見てもらう

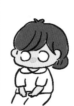

ふりかえり
タイム

よ…
よろしく
おねがいします

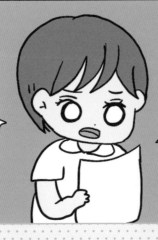

あのさぁ

この手技で
合ってると思うの?

今の手技で
患者さんに刺すの?

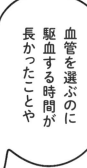

血管を選ぶのに
駆血する時間が
長かったことや

外筒を進めるのに
時間がかかってしまったので
苦痛になるかと思います

…

へ—
そうなんだ

悪いけど
合格は出せません

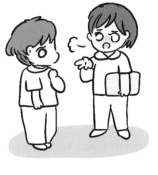

どこがダメなのか
わからん…

何を言っているのかは
わからないけど
低評価なのはわかる

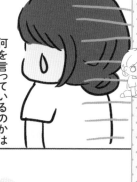

でも私もダメな理由を
その場で聞かなかった。

聞けばよかった。

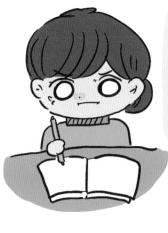

教えてくださいって次こそ聞くぞ！

自分にできるのは
もう一度手技を振り返ることだ！

注射法の角度が ごっちゃになる!

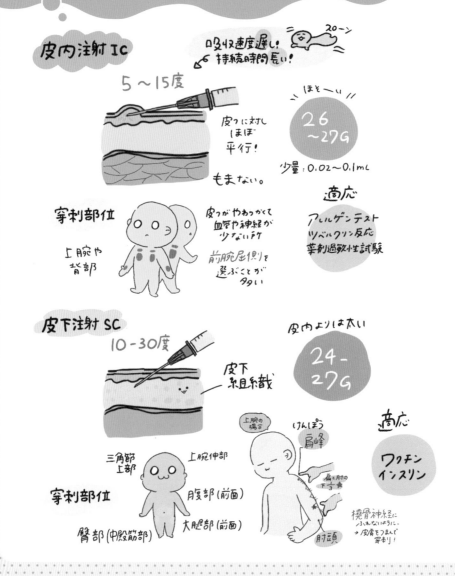

皮内注射 IC

吸収速度遅い!
持続時間長い!
ズ〜ン

5〜15度

皮ふに対し
ほぼ
平行!

もまない。

ほぼ〜い!!
26〜27G

少量:0.02〜0.1mL

穿刺部位

上腕や
背部

皮ふがやわらかくて
血管や神経が
少ないトコ

前腕屈側を
選ぶことが
多い

適応

アレルゲンテスト
ツベルクリン反応
薬剤過敏性試験

皮下注射 SC

10-30度

皮内よりは太い
24-27G

皮下
組織

穿刺部位

三角筋
上部

上腕伸部

腹部(前面)

大腿部(前面)

臀部(中殿筋部)

上腕の
場合

けんぽう
肩峰

肩と肘の
下1/3

橈骨神経に
ふれないように。
→ 皮膚をつまんで
穿刺

肘頭

適応

**ワクチン
インスリン**

注射は薬剤によって刺す場所も針も違うけど、覚えてないと
先輩に聞かれてめちゃくちゃ怒られたなぁ。
とにかくややこしいから、絵で覚えたよ。

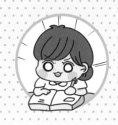

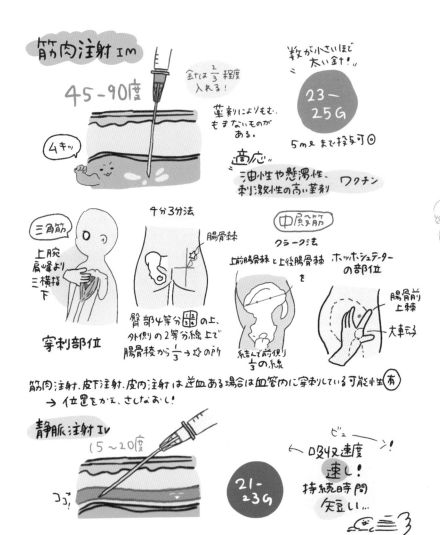

筋肉注射 IM
45-90度
針は2/3程度入れる！
数が小さいほど太い針！
23-25G
5mlまで投与可◎
薬剤によりもむ、もまないものがある。
ムキッ
適応
油性や懸濁性、刺激性の高い薬剤　ワクチン

三角筋
上腕 肩峰より三横指下
穿刺部位

4分3分法
腸骨棘

中殿筋
クラーク法
上前腸骨棘と上後腸骨棘を結んで前より1/3の線
ホッホシュテッターの部位
腸骨前上棘
大転子

臀部4等分□の上、外側の2等分線上で腸骨稜から1/3☆の所

筋肉注射、皮下注射、皮内注射は逆血ある場合は血管内に穿刺している可能性有
→位置をかえ、さしなおし！

静脈注射 IV
(15〜20度
21-23G
コツ!
ビュー→!
←吸収速度 速い！
持続時間 短い…

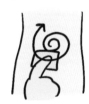

あるある度
★★★

採血の手順で混乱する!

選定

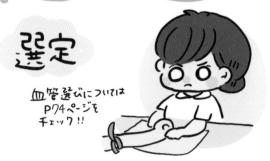

血管選びについては
P74ページを
チェック!!

駆血

しっかり駆血しないと
血管がでてこないヨ

しかし!
つよく巻きすぎてもダメ
静脈だけを圧迫する
程度のつよさ

ギューーン
コンヘー
で
緊張

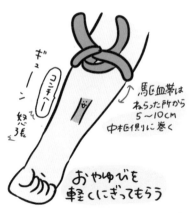

↑駆血帯は
ねらった所から
5〜10cm
中枢側に巻く

おやゆびを
軽くにぎってもらう

自分に合った
駆血帯を使おう!

ワンタッチタイプ
ゴム(ピンチあり)
ゴム(ピンチなし)

つしがつかいやすい!

消毒
中心→外側

5〜7cm
くらい

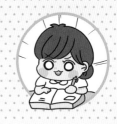

採血は最初はとにかく緊張して、手順を忘れがち。ちょっとしたことで頭が真っ白になるから、手順を頭にたたき込んでみた！ 少しでも焦らないようにしたかったんだよね。

さす前からスピッツ準備しておくと ◎

穿刺

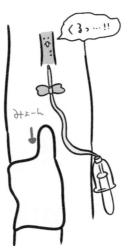

くるっ…!!

さすのは
狙った所より
ちょい手前から！

1cmくらい

みょーん ↓

ブレないことが大事
しっかり伸展！
みょーーん

刺入部下から
10cm下くらい

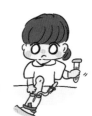

針の切り口は
上に！

角度 15〜20°くらい

針の深さ
→ 針の $\frac{1}{3}$ から $\frac{1}{2}$ 程度

いたみやしびれの有無
かくにんしよう。

血液が流入したら…片手で針側を固定
もう片方でスピッツのぬきさしをする　早めに転倒混和

十分に混和させないと
凝固する ⊗

スピッツ全部採れたら…

駆血帯
外す！

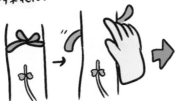

そのあと
針抜く

駆血したまま
抜くと
こうなる！→
注意!!

ギャ〜!!

止血 3〜5分　患者さんにも
　　　　　　協力得よう。

頭でシミュレーションしていっても、先輩が後ろに立つと緊張して頭が真っ白になってたなぁ。

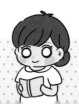

どうしても採血が うまくいかない!

✦理想✦の血管
まっすぐ走行している
弾力がある。 → 肘関節付近は
血管が太く固定しやすい

とりあえず さわってかくにん!!

駆血するまえから
わかりやすい血管があると
ありがたや…。。
ってなる

ぎゅっ

ぐーぱーぐーぱー
してもらったら
紫色にすけてみえる
or
もりあがってふれる所
静脈の拡張を促すよ!
(やりすぎると血漿カリウム値が高値になる⚠)

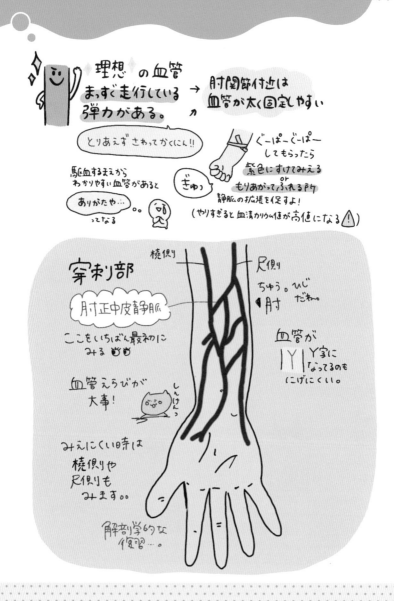

穿刺部

肘正中皮静脈

橈側

尺側

ちゅう。ひじ だね。
◀肘

ここをいちばん最初に
みる 👀

血管が
IYIY字に
なってるのも
にげにくい。

血管えらびが
大事!

しんけんっ

みえにくい時は
橈側や
尺側も
みます。。

解剖学的な
復習…。

新人のときは手技がスムーズにいかなくて落ち込んだ…。でも「採血は手技より血管選びが大事」って先輩に言われて、どんな血管がいいのか、コツを私なりにまとめてみたよ。

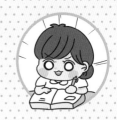

入りにくい血管

血管、にげちゃった。

 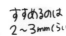

しっかりテンションをかけよう!!

- **高齢者**
  皮下組織のハリがなく、血管壁は脆弱で、血管が逃げやすい。
- **脱水ぎみ**
- **肥満ぎみ**であると パッと見あたらない → 駆血すると浮き上がってきたりすぐには出なくてもちょっと待つと出てくる。

あとは生まれつき血管が細い人や化学療法中は血管がもろくかたくなったり…。

角度は皮フに対して15度

すすめるのは 2〜3mmくらい

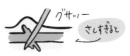

水平にすすめることで血管壁をつきやぶらずに血管内に挿入できる

グサッー さしすぎると

入りづらい人は…

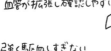

ホットタオルなどであたためると血管が拡張し確認しやすい

一声かけよう

心臓よりも低くする

だらん

腕の静脈血流をうっ滞させるため
(私は基本臥床してもらってます。見られると緊張するので…!)

強く駆血しすぎない
強すぎると動脈を圧迫して静脈がふくらまなくなる

 したい

ダメ!

めっちゃ大事

焦らない!!

- 患者にふだんどこから採るかきいておく。
- 左右の腕、しっかりみる。
- 腕はしっかり回旋してもらい色んな角度から血管をみる。

末梢から中枢へマッサージ

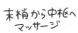

静脈を浮き上がらせるため

おちついて
とろう!! 大丈夫!

75

採血の「禁忌」を おかしそうでこわい!

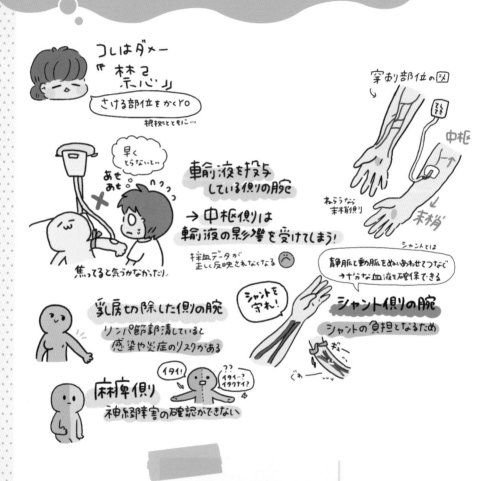

ついはダメー
「林」
「示心」
さける部位をかくと◎
根拠とともに…

早く
とらないと…
あせ
あせ。
ドクドク
×
焦ってると気づかなかったり。

輸液を投与
している側の腕
→ 中枢側は
輸液の影響を受けてしまう!
採血データが
正しく反映されなくなる

穿刺部位の図
中枢
ねらうなら
末梢前側り
末梢

乳房切除した側の腕
リンパ節郭清していると
感染や炎症のリスクがある

シャントを
守れ!

シャントとは
静脈と動脈をぬいあわせてつなぐ
→十分な血液を確保できる
シャント側の腕
シャントの負担となるため

麻痺側り
神経障害の確認ができない
イタイ!
イタイー?
イタクナイ?

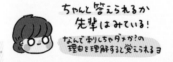

「禁心」という位なので

ちゃんと答えられるか
先輩はみている!
なんで示りしちゃダメか?の
理由を理解すると覚えられるヨ

採血には刺しちゃいけない場所があるけど、知らないとインシデントになる可能性も…！ 患者さんにつらい思いをさせたくないから、しっかり覚えたかった！

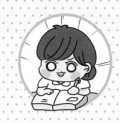

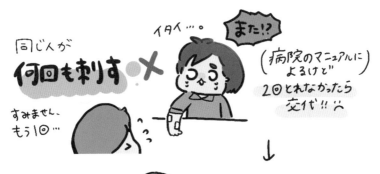

イタベ…。 また!?

同じ人が 何回も刺す ✕

病院のマニュアルによるけど 2回とれなかったら 交代!!

すみません、もう1回…

↓

先輩や医師に依頼。

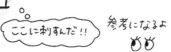

新人さんは 先輩の 血管の選定や 穿刺のやり方を 教わろう！

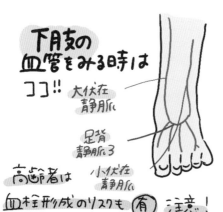

うーん

ここに刺すんだ!! 参考になるよ

下肢の 血管をみる時は ココ!!

大伏在静脈

足背静脈3

高齢者は 小伏在静脈

血栓形成のリスクも 有 注意！

基本は上肢!!

両方点滴していたり シャント、片方点滴など 両手とれないときは 下肢で行う

採血スピッツの
使い分けがわからない…。

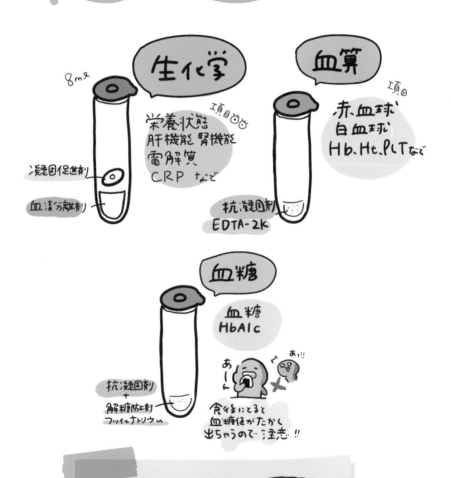

生化学

8mℓ

栄養状態
肝機能 腎機能
電解質
CRP など

項目✧

凝固促進剤

血清分離剤

血算

項目

赤血球
白血球
Hb、Ht、PLTなど

抗凝固剤
EDTA-2K

血糖

血糖
HbA1c

抗凝固剤
＋
解糖阻止剤
フッ化ナトリウム

あ—ん あっ!!

食後にとると
血糖値がたかく
出ちゃうので注意!!

血清分離剤 → 血餅と血清を分離する
血漿分離剤 → 血漿と血球に分離する

よりはやく

採血スピッツの色は施設によって違うけれど、どんな検査で
どんなスピッツを使うのかまとめたよ。どんな検査でどんな
項目を調べるのかの知識も現場で役立ったよ！

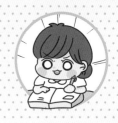

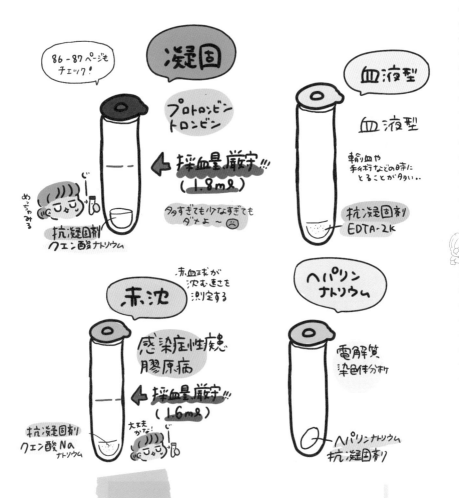

86-87ページも
チェック！

凝固

プロトロンビン
トロンビン

← 採血量厳守!!!
（1.8mℓ）

多すぎても少なすぎても
ダメよ～😢

抗凝固剤
クエン酸ナトリウム

めっちゃみる

血液型

血液型

輸血や
手術などの時に
とることが多い‥

抗凝固剤
EDTA-2k

赤沈

赤血球が
沈む速さを
測定する

感染症性疾患
膠原病

← 採血量厳守!!!
（1.6mℓ）

抗凝固剤
クエン酸Na
ナトリウム

大丈夫
かな‥

**ヘパリン
ナトリウム**

電解質
染色体分析

ヘパリンナトリウム
抗凝固剤

↳ EDTA-2kは強力!!
抗凝固剤 → 血清と血餅に分かれてしまわないように
血液の凝固を予防する

凝固促進剤 → 血清をより早く採取するため、はやく血餅を
凝固させる

79

採血スピッツの順番は
もっとわからない。

あるある度
★★★

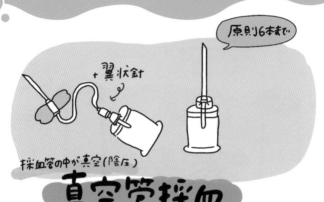

原則6本まで

→翼状針

採血管の中が真空（陰圧）

真空管採血

凝固しても OkOkﾉ♪

あとまわいにすると PTやAPTT 延長するゾ···
↓
ということでー·
2本目にとる

2本目は···
損傷した細胞からの組織液が含まれる
なので
凝固してももんだいないスピッツからとる!

翼状針はデッドスペースがある
ココの部分
約0.95mℓ

生化学
↓
凝固
↓
赤沈
↓
ヘパリンナトリウム
↓
血算
↓
血糖
↓
その他

凝固や赤沈は
正確な量が必要なので
最初に生化学からとるとよい

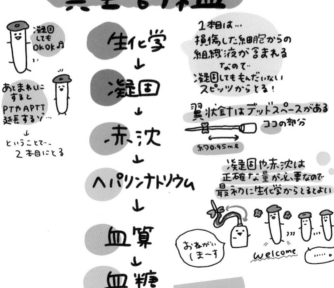

おねがいしまーす

welcome

あらかじめとる順番でおいておくとまよわないYo。

80

採血スピッツには血液を入れる順番があるんだけど、それを理解するには、まず真空管採血なのかシリンジ採血なのかの違いを覚える必要があったよ。

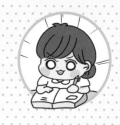

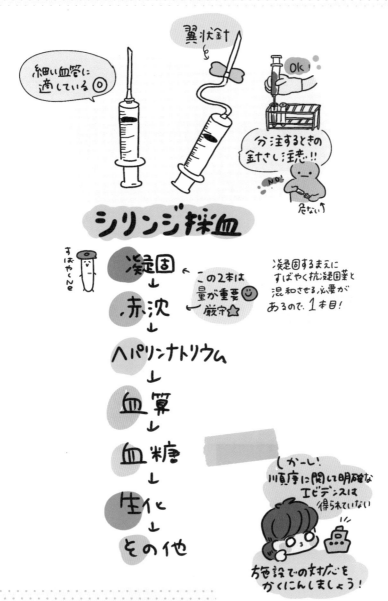

翼状針

細い血管に適している◎

Ok!

分注するときの針さし注意!!
危ない↓
NO!

シリンジ採血

すばやくね

凝固 ← この2本は量が重要 厳守☆

↓

赤沈

↓

ヘパリンナトリウム

↓

血算

↓

血糖

↓

生化

↓

その他

凝固するまえにすばやく抗凝固薬と混和させる必要があるので、1本目!

しかーし!
川頁序に関して明確なエビデンスは得られていない

施設での対応をかくにんしましょう!

血液培養検査の目的は？タイミングっていつ？

目的 ☺

採血した血液中に存在する菌を育て検出

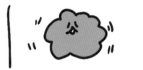

→ 正しい抗菌薬 の 選択に!!

とるタイミング ☺

バイタルの
異常や
自覚症状の
有無
CHECK!

発熱　悪寒戦慄

頻脈↑

低血圧↓

頻呼吸↑

一緒に
採血することも
あるよ

その他

WBC↑

不穏

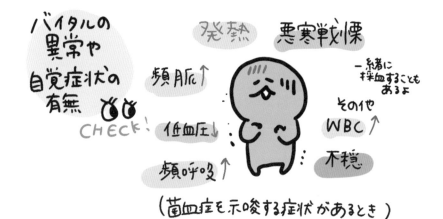

（菌血症を示唆する症状があるとき）

血液培養検査（血培）は医師が行う病院も多いけど、看護師がやるところもある！　よくある検査だけに目的と取るタイミングを知っておくことが大事だな、と思ったよ。

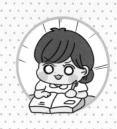

菌血症 → 血液中に細菌が存在する状態

血液は本来無菌！

グラム陽性球菌、レンサ球菌等 ）
グラム陰性桿菌（大腸菌、緑膿菌等）

血液培養（血培）が先！！

血培 → 抗生剤投与！

おっ
血培指示と
抗生剤
オーダー
入った。

先に血培
取らねば。

菌が抗生剤によって
消失すると採取後
みつけられない可能性有。

抗生剤パンチ

患者さんにも 目的を説明し、
普段の採血とはちがうことを
説明しよう！！

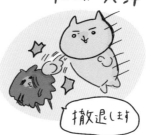

撤退します

あるある度
★★★

血液培養検査がなぜ
2本で1セットなのか謎。

2本で1セット！で菌の検出率UP ⬆⬆

けんきせい
嫌気性 ボトル
プイ

酸素は いらんよ〜
って菌はこちらへ

空気お断り!!

こうきせい
好気性 ボトル
ラビュ〜

生きていくため
酸素が必要なんだー!!
って菌は コチラへ

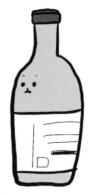

バクテロイデス、ブドウ球菌
腸内球菌、連鎖球菌 など

緑膿菌、腸内細菌、
ブドウ球菌、連鎖球菌 など

空気があってもなくても
生きられる菌もいます。

血培がなぜ2本必要なのか知っておかないと、ちゃんと採血できない！　その辺にある菌でコンタミ（コンタミネーション：汚染）しないように、対策も知っておきたかった！

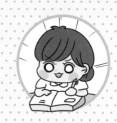

嫌気性状態にするため、
嫌 → 好 で注入。

「オレが先！」
とおぼえよう

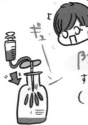

陰圧のため
すごいいきおいで注入される……
（10ccでとまるよう注意!!）

コンタミとは？
（コンタミネーション）

滅菌 or 未滅菌手袋
消毒の種類は施設で
ちがうみたい。

血液中の細菌を調べたいのに、採血時の皮膚常在菌などが
混入してしまうこと。

なので 皮膚表面の消毒 が 大切！

清潔、不潔を
意識してとろう！

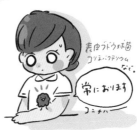

表皮ブドウ球菌
コリネバクテリウム
など。

常にいます

コンチハ

血液凝固検査でわかる ことって何だっけ？

あるある度 ★★★

血液の固まりやすさや血管内の血栓の有無を調べる検査だよ！

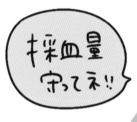

採血量守ってネ!!

凝固スピッツは
採血量厳守!!

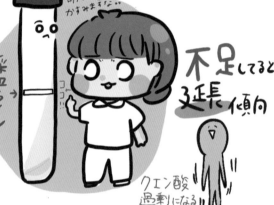

採血ライン →

明けの目には
かすみますな…

ココミ

不足してると
延長傾向

クエン酸
過剰になる

血液が
タタすぎると…
短縮
傾向

止血機能が
わかる!!
PT 秒　　プロトロンビン
時間

基 10.0〜12.0秒

→ 延長　　DIC

肝障害
播種性血管内凝固症候群

… 短縮

妊娠、血栓症や凝固亢進時

PT-INR

基 **0.90〜1.10**

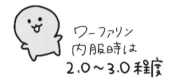

ワーファリン
内服時は
2.0〜3.0程度

凝固検査はよくある検査だけど、検査項目の意味を知っているのと知らないのとではアセスメント能力が段違い！　それぞれの基準値も知っておくと異常がわかるからまとめたよ。

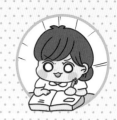

（内因系）
活性化部分
トロンボプラスチン時間
APTT 秒
（基）30－40秒

PTといっしょにしらべることで
欠乏因子を鑑別できる ☺

フィブリノーゲン量（Fib）
（基）170-410mg/dl
（高）加齢、術後
感染症、膠原病 など
（低）DIC、大量出血　など

（LPIA法）
D-ダイマー
（基）1.0μg/ml 以下
高値
・DIC
・術後
・動脈血栓症
　心筋梗塞　四肢の虚血
　脳梗塞　　心房細動（AF）
・静脈血栓症
　深部静脈血栓症（DVT）
　肺血栓塞栓症（PE）

フィブリノゲン・
フィブリン分解産物
FDP （基）5.0μg/ml 以下

トロンボ
テスト （基）70-130%

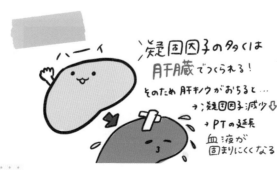

ハーイ

凝固因子の多くは
肝臓でつくられる！
そのため肝キノウがおちると…
→凝固因子減少
→PTの延長
血液が
固まりにくくなる。

未来からみた今

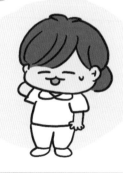

あっ という間に

1年目が
終わってしまった

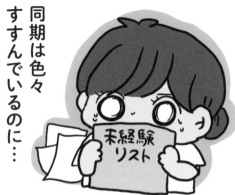

同期は色々
すすんでいるのに…

はやい！
はやすぎる！

私、大丈夫？

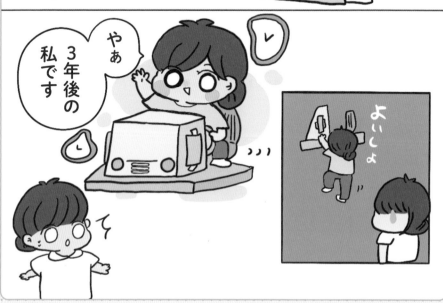

やぁ

3年後の
私です

よいしょ

大丈夫。2年目も
「もう2年目?」てなるし
「もう3年目…?」って
続いていくの

慣れたら慣れたで
係とか委員会とか
あって大変だったり
するし…(笑)

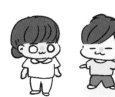

同期と比べたくなるし
焦るけど、大切なのは過去の
自分を振り返って
成長できたかだよ

「何もできない」
「見たことない」
「やったことない」から
皆スタートしてひとつずつ
経験していくよ

この1年でできたことは
たくさんあると思うから
振り返ってみてほしいな

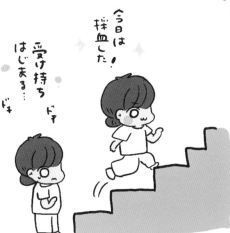

今日は
採血した!

受け持ち
はじまる…

ドキ
ドキ

じゃーね
バイバイ

続けてよかったと
思ってるよ〜

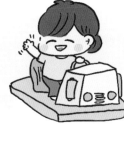

まじ?
がんばるわ…

輸血の種類の違いが思い出せない。

あるある度 ★★★

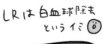
LRは白血球除去
というイミ

赤血球

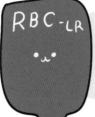
RBC-LR

保存温度 2-6℃
有効期間 採血後21日間

つかう時
出血 酸素欠乏
赤血球不足↓ 貧血 (Hb低下↓)

新鮮凍結血漿

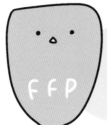
FFP

保存温度 -20℃以下
有効期間 採血後1年間

つかう時
出血
複数の血液凝固因子の欠乏

振とうさせる!

血小板

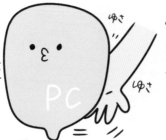
PC
ゆさ
ゆさ

保存温度 20〜24℃
有効期間 採血後4日間

つかう時
血小板減少↓
出血傾向

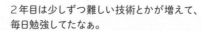
2年目は少しずつ難しい技術とかが増えて、
毎日勉強してたなあ。

輸血はよくある処置だけど、製剤の違いで、使い方も保存方法も違うから注意！　現場に出てからも先輩によく聞かれたし、注意事項も多かったのでまとめたよ。

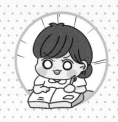

輸血投与時の注意点

基本 単独投与 と

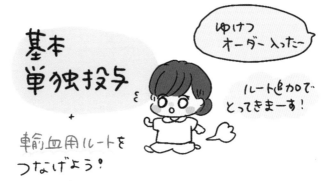

ゆけつ
オーダー入ったー

ルート追加で
とってきまーす！

＋

輸血用ルートを
つなげよう？

同意書忘れずに…！！

ゆけつ
どういしょ

名ー

口頭でせつめいされてても
紙の出力がないことが…
医師をつかまえる

もらってない

せっ
先生…

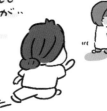

投与指示かくにん

RBC 2単位 2h

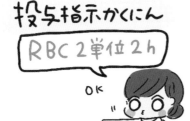

OK

PC

製剤によって
量がちがうよ！

200mℓの献血からつくられる量を
1単位とするからそれぞれ
量が異なる！

輸血の副作用が多くて覚えられない！

あるある度 ★★★

輸血の副作用は
　　溶血性副作用
　　非溶血性副作用　の大きく2つ！

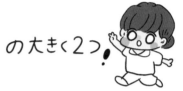

溶血性は… 赤血球の膜が破壊されて起こる

→ 急性溶血性副作用（AHTR）

輸血後
24時間以内に
起こる！

　　多くはABO不適合輸血

息切れ

腹痛
胸痛

発熱　　悪寒

患者・製剤の
とり違えに注意!!

ヘモグロビン尿　　浮腫

→ 遅発性溶血副作用（DHTR）

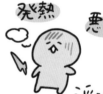
輸血後
1日〜数日

　　不規則抗体が原因で起こる

ほとんどは
2度目以降の輸血で
起こる 初回は
まれ

発熱

Hb低下↓

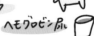
ヘモグロビン尿

輸血したら副作用の観察は絶対必要。だけど観察ポイントが多くて、覚えるのが難しかった…。忘れないようにまとめてみたよ！

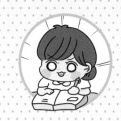

非溶血性副作用 について！

発熱性非溶血性副作用（FNHTR）

発熱以外にも…

悪寒・戦慄

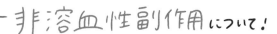

頭痛

即時型

アレルギー反応、アナフィラキシーショック

もっとも頻度が高い‼

TRALI 輸血関連急性肺障害

投与から6時間以内！

呼吸困難、両側肺水腫…

TACO 輸血関連循環過負荷

呼吸困難、頻脈

血圧上昇

遅発型

移植片対宿主症

→ 輸血後GVHD

輸血製剤のリンパ球が体内で増殖し、患者の組織を攻撃することでおこる

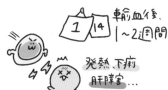

1 14 輸血後、1〜2週間

発熱、下痢、肝障害…

その他

即時型 ── 細菌感染症　投与後4時間以内

遅発型 ── ウイルス感染症　投与後数ヵ月〜

なんで褥瘡ができちゃうのか、わからない…。

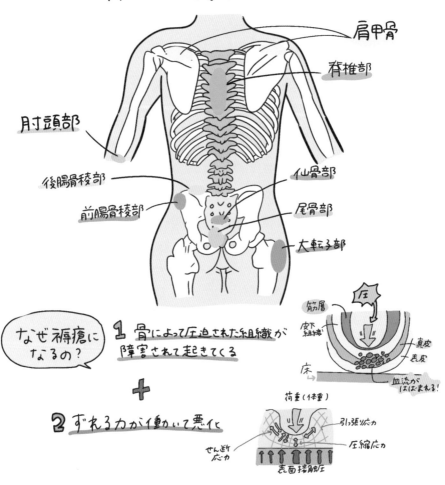

仰臥位で褥瘡が生じやすいところ

- 肩甲骨
- 脊椎部
- 肘頭部
- 後腸骨稜部
- 前腸骨稜部
- 仙骨部
- 尾骨部
- 大転子部

なぜ褥瘡になるの？

1 骨によって圧迫された組織が障害されて起きてくる

＋

2 ずれる力が働いて悪化

筋層
皮下組織
真皮
表皮
床
圧
血流がはばまれる！

荷重（体重）
引っ張り応力
圧縮応力
せん断応力
表面接触圧

褥瘡ができやすい理由と場所を理解するには、解剖生理を理解することが大事。できやすい体位と場所は、頭に入れておくといいよ。

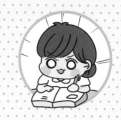

圧迫とずれ（摩擦）以外にも

・不潔 や 蒸れ
・栄養不足
）も原因になるよ！

褥瘡のリスク

① 自力体位変換能力
② 骨の突出
③ 浮腫
④ 関節拘縮

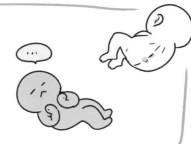

患者さんの体がずれてるときは？

一度ベッドをフラットにして整え直すけど…

豆頭からギャッチアップすると身体がずりおちちゃう

なので

まずは下肢から挙上！　10度程度

30～45度位

そのあと豆頭部側をあげる

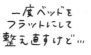 → の順

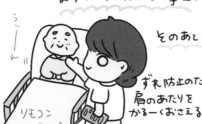

ずれ防止のため肩のあたりをかるーくおさえる

リモコン→

背抜きもします。
（背中の圧力をぬくこと）

95

カルテのDESIGN-Rが読みにくい…!

創内の一番深い部分で評価する。

Depth 深さ

小文字く大文字　重症度 高

数字は点数 0

0 皮フ損傷・発赤なし
1 持続する発赤
2 真皮までの損傷

3 皮下組織までの損傷
4 皮下組織を超える損傷
5 関節腔・体腔に至る損傷
DTI 深部損傷褥瘡(DTI)疑い
U 壊死組織で覆われた深さの判定が不能

Exudate 滲出液

e
0 なし
1 少量
3 中等量
1日1回のドレッシング交換

E
6 多量
1日2回以上のドレッシング交換
多量
しみしみ

Size 大きさ

毎回同じ体位ではかろう

長径(cm) x
短径(cm)

S
0 皮膚損傷なし
3 4 未満
6 4以上 16 未満
8 16以上 36 未満
9 36以上 64 未満
12 64以上 100 未満

S 15 100以上

感染をおこしてるときは
抗生物質の投与など
全身的アプローチが
必要

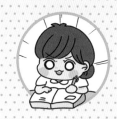

DESIGN-R は学生のときに覚えるけど、現場でもめちゃくちゃ使うよ。でもカルテにあるDESIGN-Rはすごく読みにくい…！ だから覚えやすいようにまとめてみたよ。

Inflammation / Infection 炎症／感染

i 0 局所の炎症徴候なし
1 〃 あり

↳ 発赤、腫脹、熱感、疼痛

I 3c 臨界的定着疑い
（創面にぬめりがあり、滲出液が多い。
肉芽があれば、浮腫性で脆弱など。）
3 局所の明らかな感染徴候あり
9 全身的影響あり

↳ 膿、悪臭 など。

Granulation 肉芽組織

〃良性の割合をみるよ〃

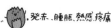

g 0 治癒あるいは創が浅い場合、
深部損傷褥瘡（DTI）の疑い
1 良性肉芽が創面の90%以上占める
3 良性肉芽が創面の50%以上↑90%未満↓

G 4 良性肉芽が創面の10%以上↑
50%未満
5 〃 10%未満
6 良性な肉芽が
全く形成されていない

Necrotic tissue 壊死組織

n 0 なし

N 3 やわらかい壊死組織あり
6 硬くあつい密着した壊死組織あり

Pocket ポケット
皮フ欠損部より大きい創腔 (:)

p 0 ポケットなし

P 6 4 未満
9 4以上 16 未満
12 16以上 36 未満
24 36以上

DESIGN-R
日本褥瘡学会
より

97

栄養状態は採血検査のどこを見たらわかる？

あるある度 ★★★

何を見る？

採血から！

血清総たんぱく
基 6.6~8.1g/dL

血清アルブミン
基 4.1~5.1g/dL

その他　体重減少率
BMI 体重(kg)/身長(m)²

血漿から
アルブミンだけ
抽出

ガラス容器は外気を導入しないと
空気の中が陰圧になってしまう → 針をさして
通気させる！

点滴アルブミンとは
血液製剤の1つ

同意書

同意書必要

ガラス瓶
↳エア-針必要

等張アルブミン → 循環血液量の補充
（5%）

人工心肺を
使用する
手術

熱傷、出血性ショック、急性膵炎
など

高張アルブミン → 難治性浮腫、腹水、肺水腫
（20%、及び25%）
など

単なる血清アルブミン濃度の維持や
検査値の是正のみを目的とした投与は ✕

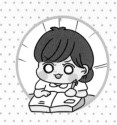

総たんぱくやアルブミンって採血検査の項目に必ず入っているけど、何を示しているのかよくわからなかった。実は栄養状態をアセスメントするのに大事だから、まとめたよ！

PEMって？
protein energy malnutrition の略

→ 低栄養 のこと。エネルギーの摂取量やタンパク質が足りない状態だよ

低栄養 がつづくと…？

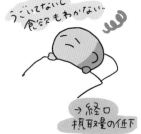

うごいてないし
食欲もわかない…

→ 経口摂取量の低下

体重減少

免疫力の低下

体力、筋力の低下

褥瘡のリスク、治癒しづらい

低たんぱく血症

→ 腹水、浮腫の出現

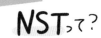

NSTって？
Nutrition Support Team

栄養サポートチーム のこと。

医師　歯科医師　管理栄養士

薬剤師　看護師　理学療法士

臨床検査技師 など

褥瘡リスクが高い人や
腹水貯留がある
患者さんは栄養状態も
チェックしよー！！

経鼻胃管ってどこを観察すればいいのか謎。

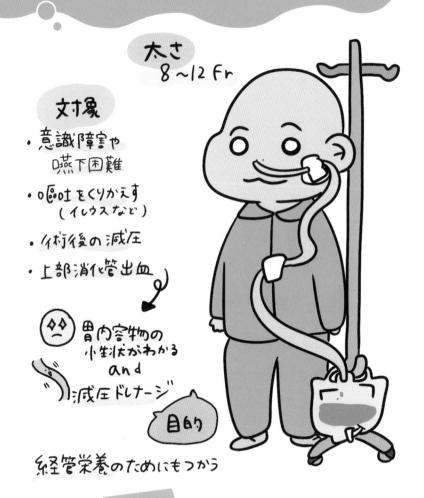

太さ
8〜12 Fr

対象
・意識障害や嚥下困難
・嘔吐をくりかえす（イレウスなど）
・術後の減圧
・上部消化管出血

胃内容物の性状がわかる and "減圧ドレナージ"

目的

経管栄養のためにもつかう

みる！

逆流しないようバッグは胃よりも下に↑
閉塞してないかチェック！

胃管（NGチューブ）の観察ポイントや目的、深さ・長さは先輩から聞かれやすいポイント！　病棟ではよくやる処置だから、覚えやすいようにまとめてみたよ。

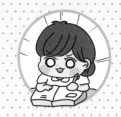

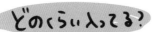 どのくらい入ってる？

胃に到達するまで 成人

大体 45 〜 55 cm

 ほんとに苦しそう…

挿入時の嘔吐に注意！

処置用シーツや嘔吐袋の用意！

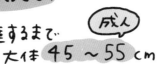 ごっくんして下さい〜 のごっくんのタイミングですすめる

↳ 気泡音や胃液吸引で確認したり、レントゲンで かくにん。 確実！

口腔内でとぐろが巻いてない？

気管へ誤挿してない？→ SpO_2、呼吸困難感 みる

 MORPUに注意（医療関連機器圧迫創傷） 毎日固定の かくにん。

ゆとりを持たそう

← 横からみると

前

 鼻フック状態

鼻翼部の発赤、いたみはないか？

色 胆汁をふくむと

術後は鮮血色から変化していく

→ 茶褐色-褐色

（1日200mL以下で抜去のめやす （術後）

食物残渣、腸液 などなど

急激に血性に変化してないか？

 出血…？

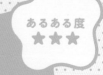

栄養管理の違いが よくわからない！

消化管が安全に使用できる？

total parenteral nutrition
TPN 中心静脈栄養法 ↳NO

高カロリー輸液とも呼ばれる。心臓に近い太い血管である
中心静脈から投与。

- 1日2500kcal程度まで投与できる ◇◇
- 高カロリーかつ濃度の高い栄養剤をつかうときは高血糖に注意
  カテーテル感染に注意 ⚠

Home perenteral Nutrition
在宅🏠 だと… HPN在宅中心静脈栄養
ホーム

Central venous catheter
CV 中心静脈カテーテル

挿入部位：鎖骨下静脈、内頚静脈
大腿静脈

さらに
くわしく！
→P112~113

CVポート → 中心静脈カテの1種で
皮下うめこみ型

PICC → 上腕または肘の末梢静脈から
挿入する中心静脈カテ

ちがいに
ついて
P114~115

peripheral parenteral nutrition
PPN 末梢静脈栄養法

末梢静脈から低カロリー輸液を投与

1日に1000kcal程度。 静脈炎に注意 ⚠
中心静脈にくらべ管理しやすい。看護師も留置できる。

サーフローのコツは P62~63

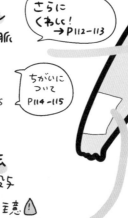

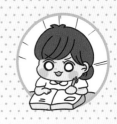

栄養管理にはいろいろな方法があるけど、違いがよくわかってなかった！ 先輩に聞かれて焦った記憶あり…。でも、違いがわかってくると、勉強も楽しくなってきたよ。

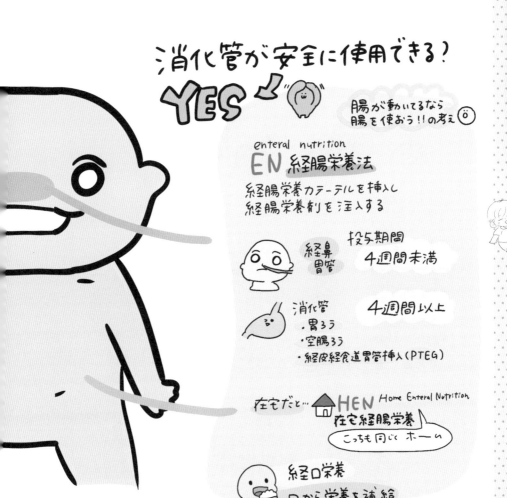

消化管が安全に使用できる？
YES

腸が動いてるなら
腸を使おう!!の考え

enteral nutrition
EN 経腸栄養法

経腸栄養カテーテルを挿入し
経腸栄養剤を注入する

経鼻胃管
投与期間
4週間未満

消化管
・胃ろう
・空腸ろう
・経皮経食道胃管挿入（PTEG）
4週間以上

在宅だと… 🏠 HEN Home Enteral Nutrition
在宅経腸栄養
こっちも同じ ホーム

経口栄養
口から栄養を補給

吸引って注意ポイントが多くて焦る！

目的

吸引カテーテルを使用し気道内に貯留した分泌物を除去する。

量、性状、色調の観察＆アセスメント！

合併症

鼻腔・口腔 粘膜の損傷・出血

頭蓋内圧亢進

徐脈 頻脈
血圧変動

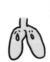
無気肺

感染症
低酸素血症

カテの挿入長さ

鼻腔吸引　15～20cm

口腔吸引　10～13cm

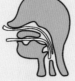

気管吸引

挿入しているチューブの長さ ＋ 2～3cm

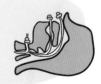

川頁番　鼻 ○ → 口腔 😐 → カフ上部 → 気管

手技

くるくる…ねじねじ…

吸引するときは指でこすり合わせながら！

口蓋垂は刺激しない！
嘔吐反射・咳嗽反射を誘発しないようにする

発声すると口腔内がみえやすい♦

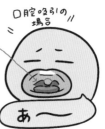
口腔吸引の場合
あ〜

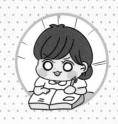

吸引はよくやる処置だけど、注意点も管理ポイントも多くてまごついちゃう…。先輩からの質問も多いところだったから、聞かれやすいポイントをまとめたよ！

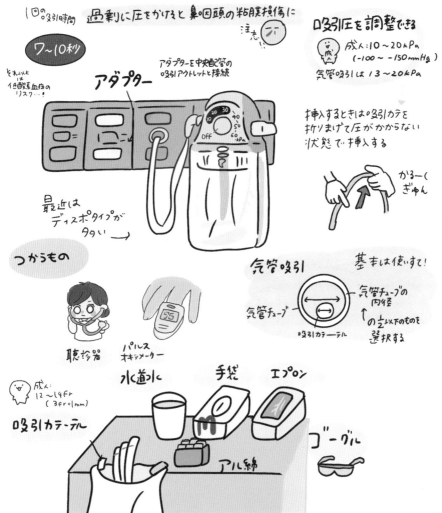

1回の吸引時間

過剰に圧をかけると鼻咽頭の粘膜損傷に注意!!

7〜10秒

それ以上は低酸素血症のリスク…!

アダプターを中央配管の吸引アウトレットと接続

アダプター

最近はディスポタイプが多い→

つかうもの

吸引圧を調整できる

成人：10〜20kPa
　　　（-100〜-150mmHg）
気管吸引は 13〜20kPa

挿入するときは吸引カテを折りまげて圧がかからない状態で挿入する

かるーくぎゅん

気管吸引　　基本は使いすて!

気管チューブ
吸引カテーテル
気管チューブの内径

の1/2以下のものを選択する

聴診器

パルスオキシメーター

水道水　手袋　エプロン

成人：12〜14Fr
（3Fr=1mm）

吸引カテーテル

アル綿

ゴーグル

機械を使う手技は聞いてもわからなくて、説明書を見直したりもしたなぁ。

電動式低圧吸引器って
いったい何!?

でんどうしきていあつきゅういんき

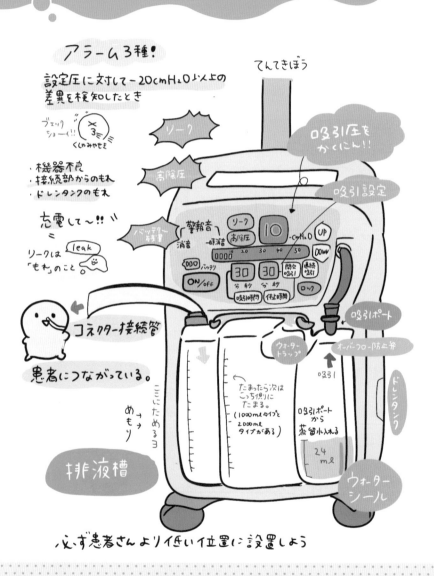

アラーム3種!

設定圧に対して-20cmH₂O以上の
差異を検知したとき

チェックショーイ!!
×3ミ
くじらみやせき

・機器不良
・接続部からのもれ
・ドレンタンクのもれ

充電して~!!

リークは
「もれ」のこと。 leak

リーク

高陰圧

バッテリー残量

警報音 リーク
消音 一時消 高陰圧 10 -CₘH₂O UP
0000 10 20 30 40 50 DOWN
□□□ バッテリ
ON/off 30 30 間欠吸引 連続吸引
分秒 分秒 ロック
吸引時間 休止時間

てんてきぼう

吸引圧を
かくにん!!

吸引設定

コネクター接続管

患者につながっている。

ここにためるよ
めもり

排液槽

たまったら次は
こっち側りに
たまる。
(1000mlタイプと
2000ml
タイプがある)

吸引ポート

ウォーター
トラップ

オーバーフロー防止弁

吸引

吸引ポート
から蒸留水入れる

24
ml

ドレンタンク

ウォーター
シール

必ず患者さんよりイ氐い位置に設置しよう

「メラサキューム」は電動低圧吸引器だけど、初めて見たときは「何これ!?」ってなった…。説明されている本も今は少ないから、わかりやすいようにいろいろまとめたよ。

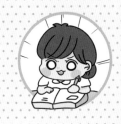

オーバーフロー防止弁 とは?

排液がいっぱいになったとき機器側に流出しないようにする。

オーバーフローとは、
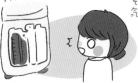
排液バッグが満杯状態

そのまえに気づこう。

交換せねば〜!!

用意。
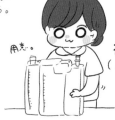

排液バッグ
(メラアクアシールが有名)

消耗品☺
コストとろう

ウォータートラップ

蒸留水が排液槽に逆流しないようにする

ウォーターシール

水封室 とも呼ぶ。
ウォーターシール水が蒸発することがあるので
減ってないか チェック 👀
減ってたら補充する。

ドレンタンク

排液バッグから流出した排液を予備する

吸引圧設定

医師にかくにん。
指示ボとてらしあわせて
指示どおり作動しているかみよう!!

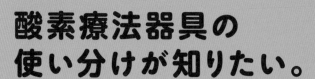

酸素療法器具の使い分けが知りたい。

低流量システム

4L以上は **加湿した方がヨイ。**

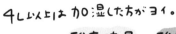

カニュラ・カニューレ
カヌラ

酸素流量 FiO_2 酸素濃度
1〜6L **24〜44%**

会話・食事 OK

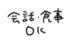

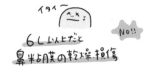

イタイ〜
6L以上だと
鼻粘膜の乾燥損傷 NO!!

マスク

酸素流量 酸素濃度
5〜8L **40〜60%**

マスク内に呼気ガスがたまりやすい。
5L以下だと P_aCO_2 上昇のリスク↑ カヌラにかえよう。

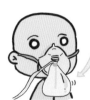

リザーバー付
マスク

酸素流量 酸素濃度
6〜10L **60〜90%**
それ以上でも↑

リザーバーに酸素を貯留させるので高濃度の酸素吸入ができる

十分にふくらんでるかかくにん！

室内の空気より高濃度の酸素を吸入するための酸素療法は器具にカヌラとマスクがあるし、マスクもいろいろあって使い分けが難しい！　特徴とかをまとめたよ。

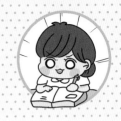

高流量システム

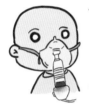

インスピロン
ベンチュリーマスク

Ⅱ型呼吸不全患者に適している

ダイリュータを用いて酸素流量と濃度を調整することができる。

患者の1回換気量に左右されない○

6色にわかれてそれぞれ O₂濃度を使いわけ設定する

あお 24%　きいろ 28%　しろ 31%　みどり 35%　あか 40%　オレンジ 50%

流量設定 ↓

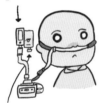

NHF
ネーザルハイフロー
高流量鼻カヌラ

濃度設定

食事・会話 OK

とくちょう‼

酸素流量　酸素濃度
30〜60L　21〜100%

低侵襲・高流量・加温加湿

鼻のいたみが少ない

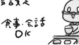

通常のカヌラより少し太い。
少し重いのでネックストラップを装着する

耳介部など
MDRPUに注意〜‼

P101も見てね

まさつ　ズレ

医療関連機器
圧迫創傷

鼻翼部

CO₂ナルコーシスに注意〜‼!
二酸化炭素（CO₂）の体内の異常蓄積

CHECK

発汗
頭痛

意識障害

酸素投与で呼吸抑制が起きるので危険‼!

109

酸素ボンベのチェック
ポイントってどこ？

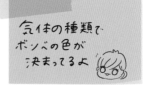

気体の種類で
ボンベの色が
決まってるよ

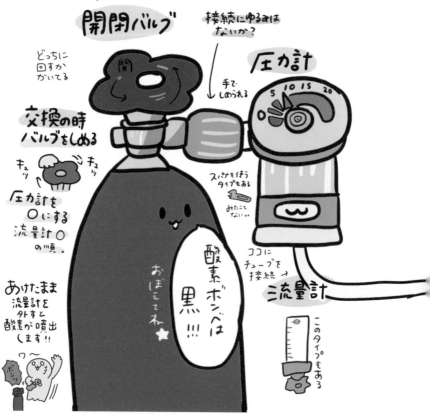

ちゃんと
あいてる？
（使用中）

ゆっくりあけよう
開閉バルブ

どっちに
回すか
かいてる

交換の時
バルブをしめる

キュッ　キュッ

圧力計を
○にする
流量計○
の順。

あけたまま
流量計を
外すと
酸素が噴出
します!!

ワ〜

接続にゆるみは
ないか？

手で
しめられる

圧力計
5 10 15 20

スパナを使う
タイプもある
みたこと
ない…

ココに
チューブを
接続→
流量計

酸素ボンベは
黒!!!
おぼえてネ☆

このタイプもある

酸素ボンベは国試にもよく出てくるけど、現場でもよく使ったよ。構造がわかればチェックポイントもわかるから、一目でわかるようにまとめてみたよ！

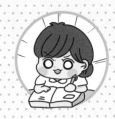

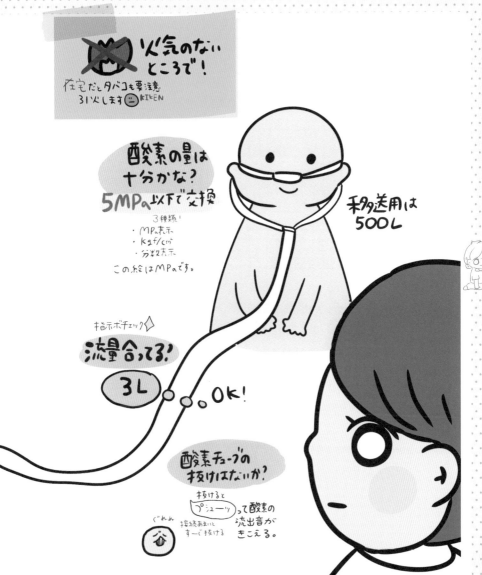

火気のないところで！
在宅だとタバコも要注意
引火します☹KIKEN

酸素の量は十分かな？
5MPa以下で交換
3種類！
・MPaの表示
・kgf/cm²
・分数表示
この絵はMPaです。

搬送用は500L

指示ボチェック◇
流量合ってる！
3L ○○○○OK!

酸素チューブの抜けはないか？
抜けると プシューッ って酸素の流出音がきこえる。
ぐれん 接続あまいと すーっ抜ける

CVカテーテルの構造が難しい…。

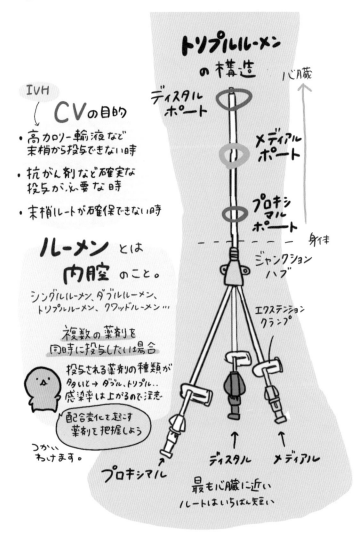

IVH
↓
CVの目的

- 高カロリー輸液など末梢から投与できない時
- 抗がん剤など確実な投与が必要な時
- 末梢ルートが確保できない時

ルーメンとは内腔のこと。

シングルルーメン、ダブルルーメン、トリプルルーメン、クワッドルーメン…

複数の薬剤を同時に投与したい場合

投与される薬剤の種類が多いと→ダブル、トリプル…感染率は上がるので注意。

配合変化を起こす薬剤を把握しよう

つかいわけます。

トリプルルーメンの構造

心臓

ディスタルポート

メディアルポート

プロキシマルポート

身体

ジャンクションハブ

エクステンションクランプ

プロキシマル

ディスタル

メディアル

最も心臓に近いルートはいちばん短い

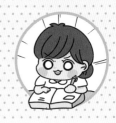

CV（中心静脈）カテーテルの構造は断面図を見ればわかるんだけど、とにかくややこしい！ 名称は忘れても構造さえ覚えておけば、後輩に教えることになっても焦らずにすむよ！

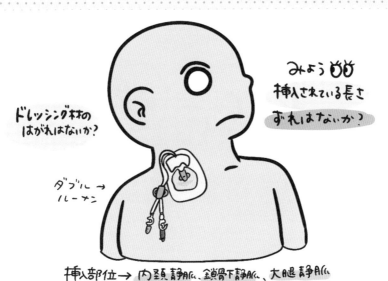

みょう 👀
挿入されている長さ
ずれはないか？

ドレッシング材の
はがれはないか？

ダブル →
ルーメン

挿入部位 → 内頚静脈、鎖骨下静脈、大腿静脈

断面 こんなかんじ。

遠位部（ディスタール）
内腔が
いちばん太い。

中間部
（メディアル）

近位部
（プロキシマール）

フィルターつきルート
推奨

異物の除去
配合変化による
微小異物の除去
空気塞栓乃止

フィルターを通せない薬剤もあります。

病院によって
規定は異なる
かも…

とおりゃんせ

フィルタ

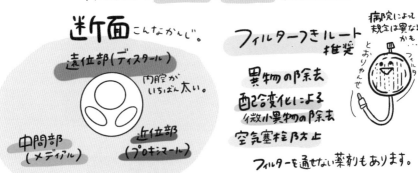

製品によってハブの色は異なります。
カテーテルには内腔と開口位置が
明記されてるので、かくにんしよう 👀

PICCとCVポートの、CVカテとの違いがわからない。

Peripherally Inserted
Central venous Catheter

PICC
ピックについて。

末梢静脈挿入型
中心静脈カテーテル

目的はCVと大体同じ！

メリット
内頸やそけいに挿入するCVカテーテルとくらべ
感染・気胸・血胸 のリスク低め！

末梢静脈とくらべ頻回な交換は必要とせず
採血も可能◎

欠点
静脈炎の発生頻度がくと較的高い
ひじをまげることにより滴下の変動がある

構造　　　注入時にスリットが開く

グローションカテーテル

閉鎖　　　　　　　　　薬剤→注入　　　陽圧状態
スリット　使用してない時　　　↳吸引

　　　　　　　　　　　　　　　　　吸引

血栓による 閉塞が おこりづらい！ メリット◎

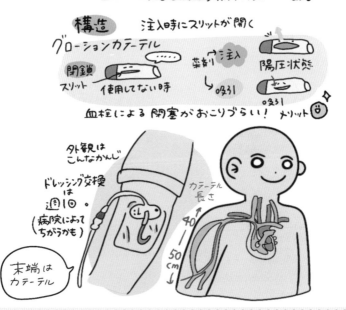

外観は
こんなかんじ

ドレッシング交換
は
週回。
(病院によって
ちがうかも)

カテーテル
長さ
40
↓
50
cm
↓

末端は
カテーテル

PICCとCVポートは、CVカテーテルと違いがわからなくて混乱した。それを見抜いてる先輩からも、よく突っ込まれたなあ。だから、特徴と観察ポイントをまとめたよ！

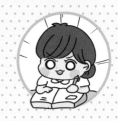

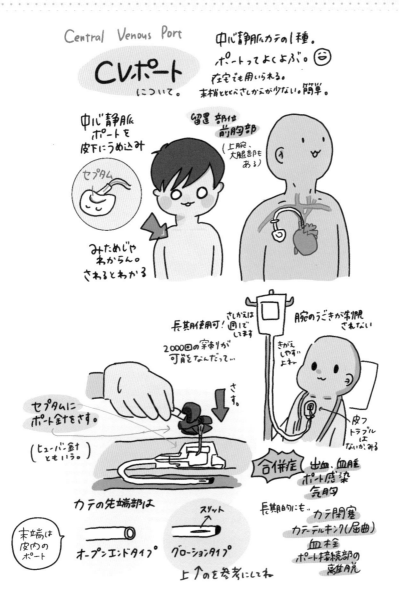

Central Venous Port

CVポート
について。

中心静脈カテの1種。
ポートってよくよぶ。(^o^)
在宅でも用いられる。
末梢とくらべさしかえが少ない。簡単。

中心静脈
ポートを
皮下にうめ込み

セプタム

みためじゃ
わからん。
されるとわかる

留置部位
前胸部
(上腕、
大腿部も
ある)

長期間使用可！
2000回の穿刺が
可能なんだって…

さしかえは
同じに
しています

腕のうごきが制限
されない

きがえ
しやすい
よね

セプタムに
ポート針をさす。
(ヒューバー針
ともいう。)

さす。

皮フ
トラブル
はないか
みる

合併症 出血、血腫
ポート感染
気胸

カテの先端部は

スリット

末端は
皮内の
ポート

オープンエンドタイプ

グローションタイプ

上↑のを参考にしてね

長期的にも
カテ閉塞
カテーテルキンク(屈曲)
血栓
ポート接続部の
離解脱

1

全体業務で困ったときに助かった。

115

尿道カテーテルについて
いろいろ学びたい。

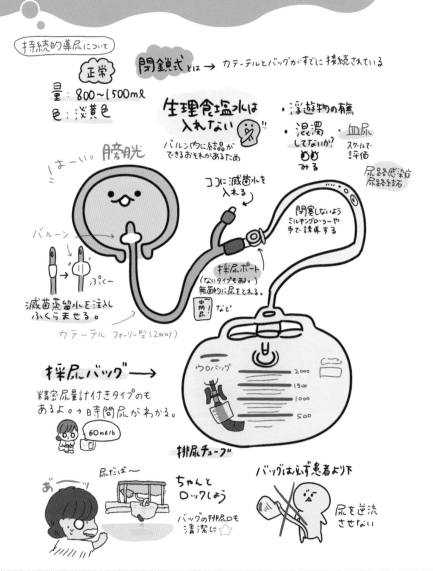

持続的導尿について

正常
量：800～1500ml
色：淡黄色

閉鎖式とは → カテーテルとバッグがすでに接続されている

生理食塩水は入れない!!
バルン内に結晶ができるおそれがあるため

・浮遊物の有無
・混濁してないか？ → めめみる
・血尿 → スケールで評価
尿路感染症
尿路結石

はーいッ 膀胱

ここに滅菌水を入れる

バルーン
→ ぷくー
滅菌蒸留水を注入しふくらませる。

カテーテル フォーリー型（2way）

採尿ポート（ないタイプもあるよ。）
無菌的に尿をとる。
申し尿！ など

閉塞しないようミルキングローラーや手で誘導する

採尿バッグ →
精密尿量計付きタイプもあるよ。→ 1時間尿がわかる。
60ml/h

ウロバッグ
2000
1500
1000
500

排尿チューブ

おーっ
尿だば～

ちゃんとロックしよう
バッグの排尿口も清潔に☆

バッグは必ず患者より下
尿を逆流させない

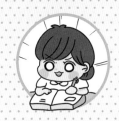

尿道カテーテルは構造と観察ポイント、注意点をまとめて頭に入れておくと便利だよ。先輩からも挿入の長さの男女の違いをよく聞かれるから注意！

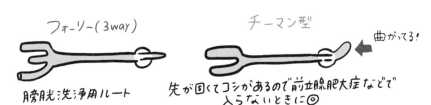

フォーリー(3way)

チーマン型

曲がってる！

膀胱洗浄用ルート

先が固くてコシがあるので前立腺肥大症などで入らないときに◎

一時的導尿はネラトンカテーテル

女性 挿入の長さ
4〜6cm
男性と比べて尿道が短い。
固定：大腿内側

男性 挿入の長さ
18〜22cm
固定 下腹部
大腿部(外側)

Fr フレンチ
管のサイズをあらわす。

1Fr=0.33mm

成人は大体14〜16Fr

14〜16Fr

小児 6〜10Fr

カテの外径が太いほど挿入時のいたみや苦痛は(大)きい

細すぎると尿路感染のリスク
尿もれが生じやすくなる！
膀胱内出血があるときは20Fr以上
患者さんに合わせて選択する。

ベタ貼りNG!!
MDRPUに注意 → 発赤、潰瘍がないかチェック！

テープ 角はカット

プラス

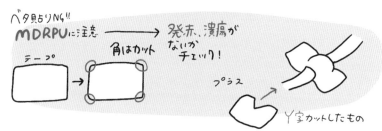

Y字カットしたもの

PUBS
紫色蓄尿バッグ症候群
UTIと便秘が併発するとバッグやカテ内が紫色に変色する。

尿カテ挿入・管理
無菌操作

Urinary Tract Infection
UTI ゆーてぃーあい
尿路感染に注意

この頃から後輩に教えることも増えてきて緊張したなぁ。

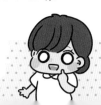

ドレーンの目的と方法が
うろ覚え…！

あるある度 ★★☆

ドレーンの目的

情報	出血や縫合不全や滲出液の貯留など異常をすみやかに知るため
治療 創傷の治癒促進	体内に貯留した血液、滲出液が感染の原因となるため、排液として促す
予防 感染予防	情報ドレナージと適応はほぼ同じ。腹腔内や胸腔内に留置し体液の貯留を防ぐ。

ドレーンには 開放式 と 閉鎖式 がある！

開放式…ドレーンの一端を体表から3〜4cm出し毛細血管現象や体内と大気圧との圧較差を利用し滅菌ガーゼに吸収させ排液を出す方法。

閉鎖式…ドレーンの一端を排液用バッグに接続し排液を流す方法。

半閉鎖式…開放式ドレーンにオープントップ型パウチを装着し排液を流す方法。

正確性や感染予防の点で今は閉鎖式が多い！

ドレーンに接続する吸引器 いろいろ！

① 電動式低圧持続吸引器

くわしくは P106-109 をチェック！

吸引圧、時間を設定できる

② チェストドレーンバッグ

くわしくは P122-123 をチェック！

胸腔ドレーンに接続する

118

ドレーンはまず目的を理解することが大事。開放式と閉鎖式の違いや、接続する吸引機についても頭に入れておこう。

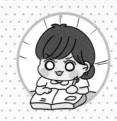

③ 機械式吸引器

製品によって吸引圧はちがう!

ばね式 J-vacドレーン

ばねは金属
MRIに持っていけない
注意!!

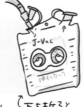

下を折ると陰圧がかかる

シリコンバルブ型

シリコンの弾性の反発により吸引

やわらかい。圧はばね式やSBバックとくらべて弱い。

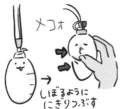

しぼるようににぎりつぶす

バルーンによる吸引器

吸引ボトルと排液ボトルの2つのチャンバーから構成

SBバック

バルーンをふくらますとバルーンの復元力で陰圧をつくる

クリオドレーン

腹腔内又は皮下用の低圧持続吸引

ゴム球

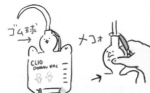

ゴム球を押すと超低圧の陰圧がかけられる

排液がでると陰圧が自動でなくなる。

チューブが満たされたあとゴム球をへこませなければ腹圧や落差圧で 自然排出に。

胸腔ドレーンの目的や穿刺部位が知りたい。

きょうくう

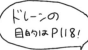

ドレーンの目的はP118!

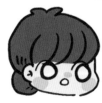

胸腔ドレーン こんな時に！

肺の切除後、
胸水貯留、
気胸、血胸、膿胸、乳び胸

目的

陰圧を維持したい。

ふくらませる

肺の拡張
排気・排液 ドレナージ
情報

空気もれてないかな〜
出血してないかな〜

胸腔内はつねに
-5〜-8cmH₂Oの
陰圧に保たれている！

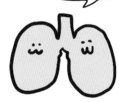

胸腔ドレーンの目的って、新人のときはよくわからなかった…。目的と一緒に穿刺部位も覚えておくとなおよし!

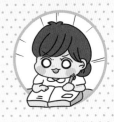

胸腔内に不要なものがあると
肺が押しつぶされてしまう。。。
ので
ドレナージで にげみち を確保する!

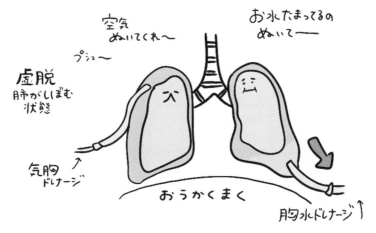

空気
ぬいてくれ〜

プシュ〜

お水たまってるの
ぬいて——

虚脱
肺がしぼむ
状態

気胸
ドレナージ

おうかくまく

胸水ドレナージ ↑

穿刺部位
排液 → 中〜後腋窩線上の第6〜7肋間
排気 → 鎖骨中線上の第2-4肋間
　　さまざまな部位が提唱。。

ドレーンの位置確認‥胸部X線
　　　　　　　　　または
　　　　　　　　　胸部CT

チェストドレーンバッグの構造がややこしすぎる！

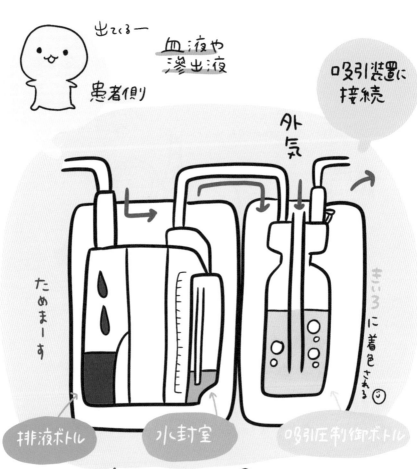

チェストドレーンバッグは参考書を見てもわからないほど構造がややこしい！　先輩にも聞かれがちなところだから、ポイントをまとめたよ。

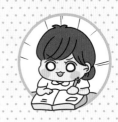

水封室 滅菌蒸留水を入れる！

→ 外気が胸腔内に入らない◇

入れ忘れ注意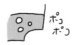

入れないままつなげると陰圧の胸腔に空気が逆流する。

虚脱してしまう

エアリークとは、胸腔内から空気が流出する状態。

リークが一時的なものか、持続するかをみる！

呼吸性変動はあるか？

呼吸に合わせた水封部液面の上下の動き
チューブ内の排液移動
→ あれば有効にはたらいている

上下移動

吸引圧制御ボトル 滅菌蒸留水の量で吸引レベルを調節！

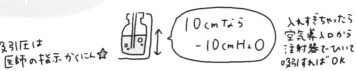

10cmなら
-10cmH₂O

吸引圧は
医師の指示かくにん☆

入れすぎちゃったら
空気差入口から
注射器でひいて
吸引すればOK

排液ボトル 排液…急激な血性の排液はないか 出血かも!?

胸腔内では 200mℓ/日 程度であれば
自然吸収されるので、抜去の目安に

その他のかんさつポイント ドレーン挿入部の発赤、腫脹、皮下気腫

腹部ドレーンの観察ポイントってどこだろう?

目的 腹部ドレーン こんな時に!

腹腔内の洗浄液や滲出液、体液の排液 など
予防的ドレーン や 治療的ドレーン として!

キラン 情報ドレナージとして
情報把握のため

観察ポイント

排液、色、性状、量、固定方法

術後出血や
縫合不全に
注意!!

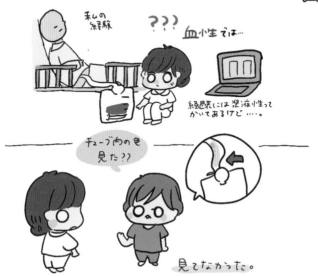

私の経験

??? 血性では…

経過表には漿液性って
かいてあるけど…。

チューブ内の色
見た??

見てなかった。

腹部ドレーンはいろいろな位置で行うけど、解剖生理を理解すれば違いもわかる！ ドレーンのそもそもの目的についても復習しておこう。

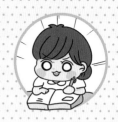

ドレーンの位置を
解剖学的に理解しよう😊☆

臓器の切除後に死腔となって
液が貯留しやすい部位に留置される

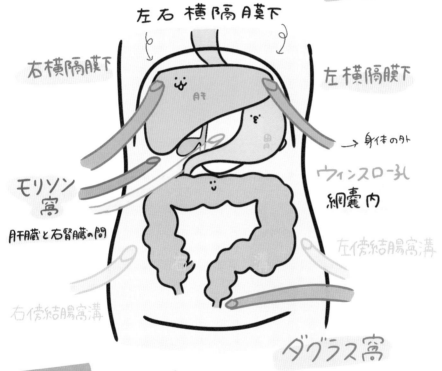

左右 横隔膜莫下

右横隔膜下

左横隔膜下

→ 身体の外

モリソン窩

ウィンスロー孔

網嚢内

肝臓と右腎臓の間

左傍結腸窩溝

右傍結腸窩溝

ダグラス窩

OPE術式で
挿入部位が
かわるヨ！

ダグラス窩は
女性のみ

男性は 膀胱直腸窩

術後ドレーンの排液の違いが わからなくてパニック!

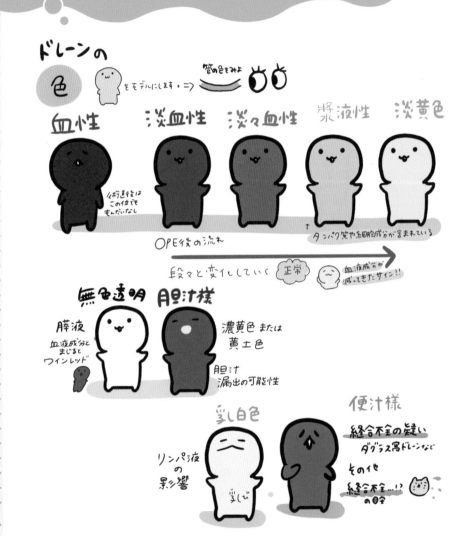

ドレーンの 色

をモデルにします・=)

管の色をみよ

血性　淡血性　淡々血性　漿液性　淡黄色

術直後は
この仕上で
もんだいなし

OPE後の流れ

タンパク質や細胞成分が含まれている

段々と変化していく　正常　血液成分が
減ってきたサイン!!

無色透明　胆汁様

膵液
血液成分と
まじると
ワインレッド

濃黄色 または
黄土色

胆汁
漏出の可能性

乳白色

リンパ液
の
影響

乳じ

便汁様

縫合不全の疑い
ダグラス窩ドレーンなど

その他
縫合不全…!?
の目安

術後ドレーンは経過で色が変わるし、術式でも異常時の色が変わる。これを知っておかないと患者さんの体調変化に気づけない！　覚えてよかった！

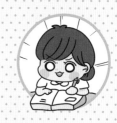

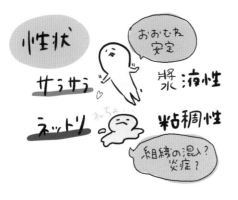

性状

サラサラ　→漿液性

ネットリ　粘稠性

おおむね安定

組織の混入？炎症？

混濁や浮遊物はないか？？

急激な増加、減少がないか？

なども チェック！

くんくん

！？

におい　　　腹膜炎

便臭‥下部消化管の損傷・縫合不全

アンモニア臭‥尿管損傷　　　の疑い

術式で異常な排液がちがう⚠️

肝部分切除🫀　胆汁・血液
胆のう切除　胆汁・血液
膵頭十二指腸切除　血液・混濁液
胃全摘　混濁液

急に濃い血性100mL/hになってたら
→出血！？　予測し
バイタル測定、変動チェック

消化器ストーマの種類の違いがわからない…！

あるある度 ★★☆

つくられる位置で呼び名がちがう！

コロストミー 結腸ストーマ
イレオストミー 回腸ストーマ

尿路ストーマはウロストミー

単孔式…排泄孔が1つ　双孔式…排泄孔が2つ

おなかの右側
上行結腸ストーマ

1日300〜500mℓ　泥状便

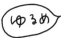 ゆるめ

イレオストミー
回腸ストーマ

特徴 おなかの右側につくられる

水分を吸収する大腸を通らないので
水様便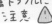

pH7.8〜80の
アルカリ性
↓
皮膚にふれると
皮膚トラブルになるので
注意 ⚠

1日800〜1000mℓ
回数も頻回

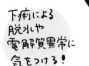
下痢による
脱水や
電解質異常に
気をつける！

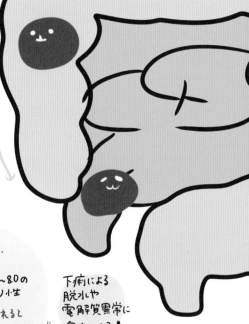

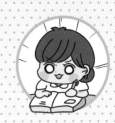

消化器ストーマは作る場所によって呼び名が変わるし、特徴や便の出る回数も違ってくる。特に違いは大切なポイントで、先輩からよく聞かれるから要注意!

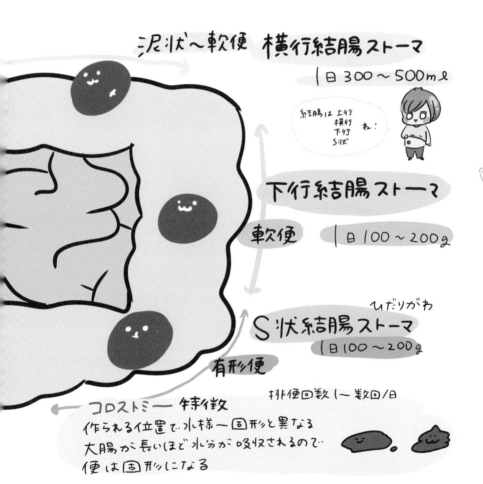

泥状〜軟便 横行結腸ストーマ
1日 300〜500mℓ

結腸は 上行
　　　 横行　ね!
　　　 下行
　　　 S状

下行結腸ストーマ

軟便　　　1日 100〜200g

ひだりがわ

S状結腸ストーマ
1日 100〜200g

有形便

排便回数 1〜数回/日

← コロストミー 特徴
作られる位置で 水様〜固形と異なる
大腸が長いほど 水分が吸収されるので
便は固形になる

ストーマ装具なんて 初めて見たからパニック!

あるある度
★★☆

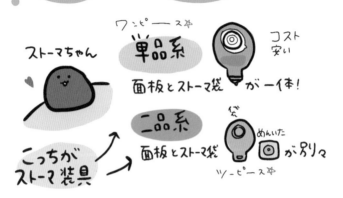

ワンピース♠

ストーマちゃん

単品系 コスト 安い

面板とストーマ袋 が一体!

二品系 袋

こっちが ストーマ装具

面板とストーマ袋 めんいた が別々

ツーピース♠

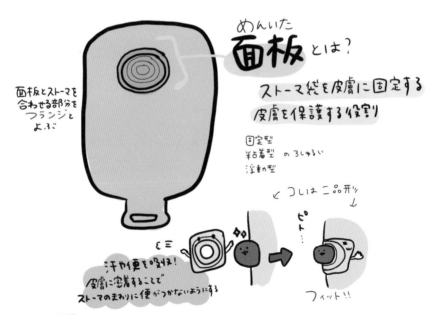

めんいた
面板 とは?

面板とストーマを 合わせる部分を フランジと よぶ

ストーマ袋を皮膚に固定する 皮膚を保護する役割

固定型 粘着型 のしゅるい 浮動型

つしは二品形

ピト...

汗や便を吸収! 皮膚に密着することで ストーマのまわりに便がつかないようにする

フィット!!

初めてやる手技は何がダメなのかもわからないし、 患者さんを不安にさせたくないしでとにかく緊張したっけ。

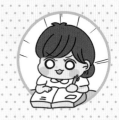

私はストーマ装具は現場で初めてさわったよ。見ただけじゃ構造はよくわからなかったから、一目でしくみがわかるようにまとめてみたよ。

ストーマ袋とは？ パウチともいいます

排泄物を収集する

消化器ストーマも尿路ストーマも袋の役割りは同じ！

排泄物がたまったら口をあけて手舎てる
ストーマ袋には閉鎖具の分離型と一体型がある
一体型はクリップ式や巻きあげ式やキャップ式などがある

 シャー

 折りにむタイプ もれにくい

便や小性状でつかいわけ

袋の色

透明なものはストーマや
排泄物を観察👀できる

肌色やグレーだと
排泄物がみえない◎

ストーマの装具の種類は沢山あります。

患者さんが使っている
装具はどんなものか
関心を向けてみよう

ストーマ交換を初めて
やるから緊張する…！

あるある度
★☆☆

Step 1
はがす

→

Step 2
あらう

→

はがれづらいものは
スプレータイプや
ワイプタイプも
リムーバー
の出番！

液をたらすよ

我、
液体タイプ

目的
お肌の負担を
へらせるよ

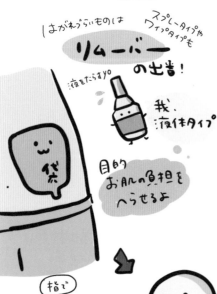

指で
皮ふを押さえながら
ゆっくりとはがす！

ストーマ・ストーマ周りの
皮ふの状態チェック👀
↓
面板の状態をみる👀

泡はしっかり泡立てて

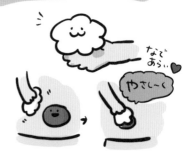

なでて
あらい♡

やさし〜く

ひふから → ストーマの順で！
（便を広げないため）

ぬるま湯で流す

ガーゼをぬるま湯に
ひたして軽く
しぼってふきとると◎

シャワー室の場合はシャワーで洗い流す。
↓
ガーゼでそっと おさえぶき☺

洗いのこしは皮膚のかぶれ、
赤みの原因になるので注意です

どっちの場合も水分は十分に
ふきとってちゃんと乾燥させる

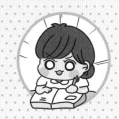

ストーマ交換を初めてするときは患者さんを不安にさせたくないし、緊張した！ 少しでも緊張をやわらげるために流れを頭に入れたかった。簡単なポイントだけでも押さえるとよし！

Step3
貼る

ストーマサイズに合わせて
面板カット
たて×よこ×高さ

術直後は変動しやすいが
安定すると型紙を使用するので毎回
はかりません。

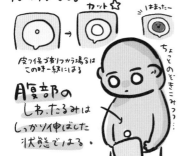

カット☆ →　1まった～
ちょっとのぞきこみつつ…

皮フ保護剤つっから塗る時は
この時一緒にぬる

腹部の
しわ.たるみは
しっかり伸ばした
状態でぬる。

手の温度で
かる～く
おさえて
くっつきます。

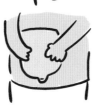

交換は
大体週に2回
種類による！

毎日じゃ
ないよ～

はがれてしまったらその都度かえます

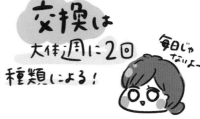

皮膚保護剤とは..
汗や便の水分を吸収！

静菌作用など役割がある

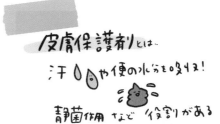

患者さんには
仰臥位か？坐位か？服を着た状態か？
など色んな状況があるので合わせて
それに合わせたやり方でやりましょ～

患者さんが転倒・転落…！
どうしよう！？

あるある度
★★★

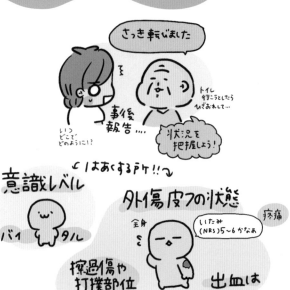

さっき転びました

事後報告…．

いつどこでどのように！？

トイレ行こうとしたらひざがおれて…

状況を把握しよう！

はあくするアセ！！

意識レベル

バイタル

外傷度フの状態

全身を

疼痛

いたみ（NRS）5〜6かなあ

擦過傷や打撲部位

出血はあるか？

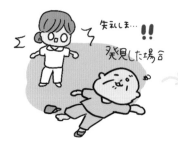

失礼しま…

発見した場合

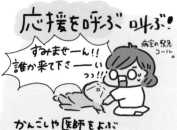

応援を呼ぶ 叫ぶ！

すみませーん！！ 誰か来て下さーーい っっ！！

病室の緊急コール。

かんごしや医師をよぶ

トイレやベッドサイドなどで 転倒した 場合は 安全な場所へ移動させる。

ムリに1人でうごかさない！！

骨折の可能性 → 局所固定

転倒・転落は本当に焦るよね…。私が使っているチェックリストを元に、観察ポイントをまとめたよ。頭に入れておけば、焦らず対応できる！

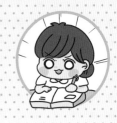

"重要!!"
頭部打撲はあるか？

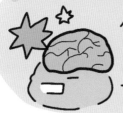

硬膜下血腫
脳出血の可能性
→ 脳CTやMRI

血液サラサラくすり
抗凝固薬内服してるか？

頭蓋内圧亢進症状はあるか？
嘔吐
嘔気
頭痛

瞳孔不同　対光反射の有無。

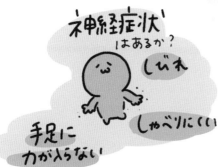

神経症状はあるか？
しびれ
手足に力が入らない
しゃべりにくい

医師に報告、診察

検査 CT.MRI.XP

再発予防策を立てる。

135

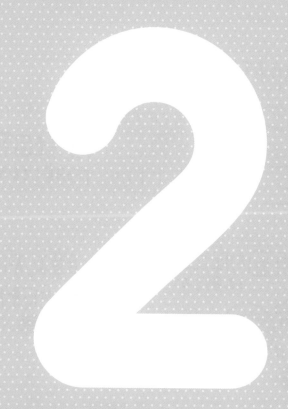

病棟で
困ったときに
助かった。

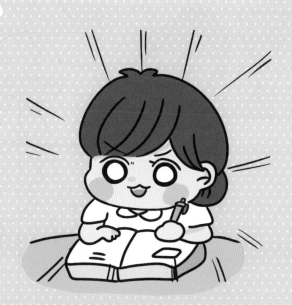

患者さんにできること

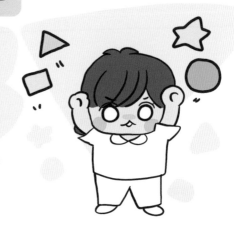

全体業務は
なんとか
こなせるように
なってきたぞ！

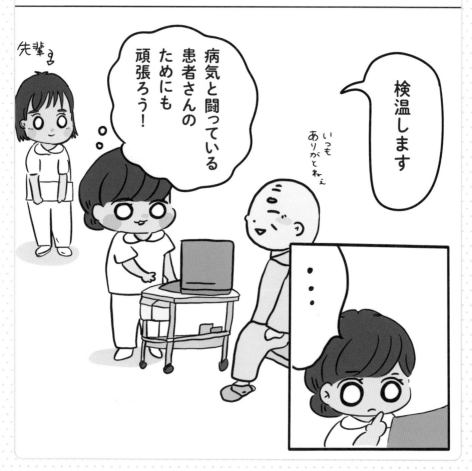

病気と闘っている
患者さんの
ためにも
頑張ろう！

検温します

いつも
ありがとねぇ

先輩

私…疾患の勉強
足りてるのかな??

毎日の業務はこなしているし
最低限の報告もできてる
はずだけど…

なんとなくわかっているようで
わかっていないような、
そんな感じがする…

参考書を読んだり
調べたりしたけど、
自分の言葉で説明
できないなぁ…

それって「理解している」って
言えるのかな?

どした??

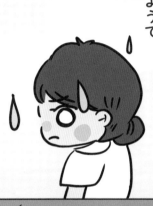

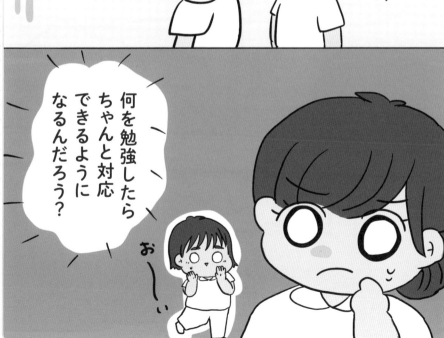

何を勉強したら
ちゃんと対応
できるように
なるんだろう?

お〜い

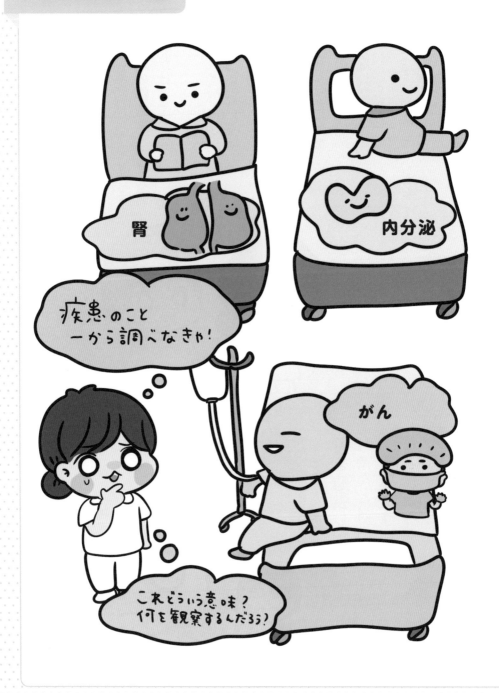

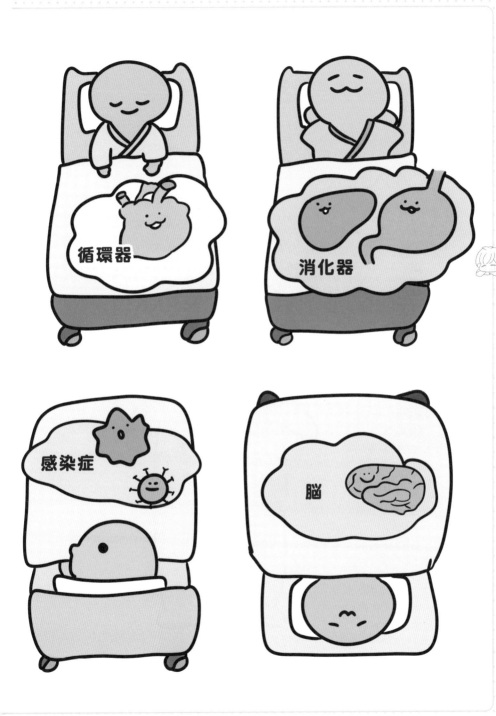

循環器

消化器

感染症

脳

患者さんが
腹痛を訴えてる…！

あるある度
★★★

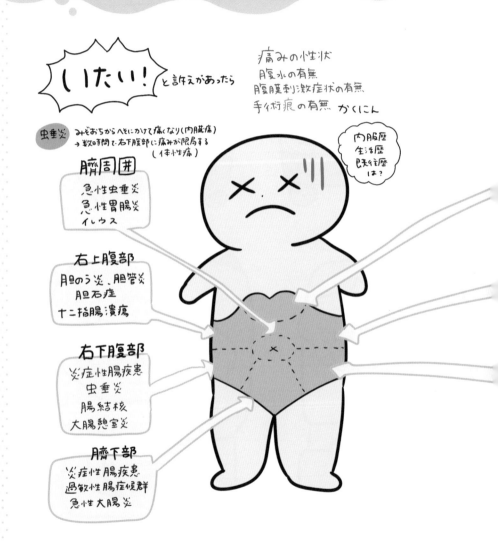

いたい！ と訴えがあったら

痛みの性状
腹水の有無
腹膜刺激症状の有無
手術痕の有無 かくにん

内服歴
生活歴
既往歴
は？

虫垂炎　みぞおちからへそにかけて痛くなり（内臓痛）
→数時間で右下腹部に痛みが限局する
（体性痛）

臍周囲
急性虫垂炎
急性胃腸炎
イレウス

右上腹部
胆のう炎、胆管炎
胆石症
十二指腸潰瘍

右下腹部
炎症性腸疾患
虫垂炎
腸結核
大腸憩室炎

臍下部
炎症性腸疾患
過敏性腸症候群
急性大腸炎

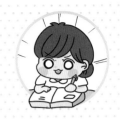

お腹が痛む大まかな場所から、ある程度の原因を推測できるよ。これで疾患を特定できるわけじゃないけど、頭に入れておいたら、報告するときにも役立った！

お腹の痛みは特定できないことが夛い ☹

心窩部
急性胃粘膜病変
胃十二指腸潰瘍
急性虫垂炎
イレウス
膵炎

腹部全体
汎発性腹膜炎
広範囲　イレウス

女性なら　妊娠の可能性　かくにん👆

膵炎は左のみぞおちから背部にかけていたみがでやすい

左上腹部
特発性食道破裂
膵炎
脾梗塞

内臓痛
いたみがはっきりしない。
なんとなくいたい…
嘔気、発熱も
間欠的、体位は関係なし
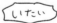

左下腹部
便秘症
イレウス
虚血性大腸炎
感染性腸炎

体性痛
いたい
うごけな…い…
局在がはっきりした鋭いいたみ。持続的
体位でいたみが増強する

関連痛
肩や背中がいたい…
つよい内臓痛が脊髄内の神経線維を刺激して対応する皮膚に影響して痛みが出る
（病気とは別の場所が痛む）

随伴症状は？

嘔気・嘔吐・下痢
発熱、腹部膨満
吐血、下血、黄疸
あるかチェック‼

1年目は先輩に怒られないように仕事してたけど、「先輩じゃなくて患者さんのほうを向け」って言われたなぁ。

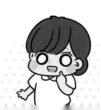

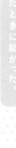

悪心・嘔吐が起きる原因を知りたい!

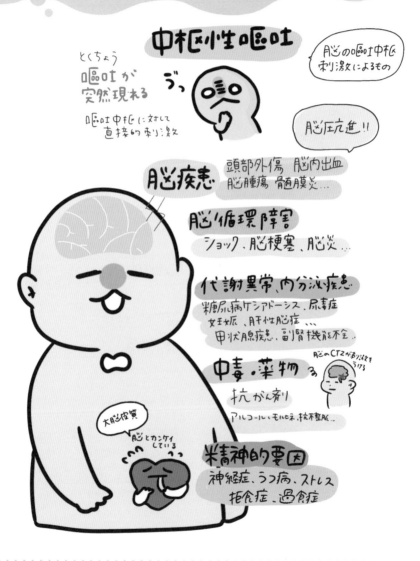

中枢性嘔吐

脳の嘔吐中枢刺激によるもの

とくちょう
嘔吐が突然現れる

嘔吐中枢に対して直接的刺激

脳圧亢進!!

脳疾患 頭部外傷 脳内出血 脳腫瘍 髄膜炎…

脳循環障害 ショック、脳梗塞、脳炎…

代謝異常、内分泌疾患 糖尿病ケシアドーシス、尿毒症 妊娠、肝性脳症 甲状腺疾患、副腎機能不全…

中毒・薬物 脳のCTZが刺激をうける 抗がん剤 アルコール、モルヒネ、抗不整脈…

大脳皮質 脳とカンケイしている

※精神的要因 神経症、うつ病、ストレス 拒食症、過食症

患者さんが悪心や嘔吐を訴えたときって消化器疾患を疑いがちだけど、実はそれだけじゃない！ 徴候を見逃さないようにまとめてみたよ。

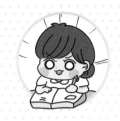

末梢性嘔吐

末梢臓器からの刺激で生じる嘔吐

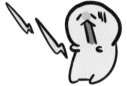

悪心、腹部症状を伴うことが多い

内臓からの反射ではく

発熱

めまい などモ!

ずつう

耳科疾患
中耳炎、のりもの酔い
メニエール病

眼疾患
緑内障

心疾患
狭心症、心筋梗塞

消化器疾患
腸閉塞、腹膜炎、虫垂炎
胆のう炎、膵炎、食中毒
胃・十二指腸潰瘍
逆流性食道炎

泌尿器
尿路結石 腎結石
腎盂腎炎

婦人系
月経前症候群、妊娠
卵巣軸捻転...

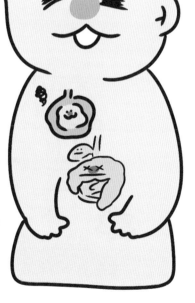

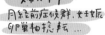

患者さんが下痢した理由を考えたい。

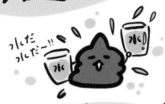

浸透圧性
腸内に水分が引き込まれる

つんだ水んだ〜!!
水
水

腸から吸収されない浸透圧の
高い食物や薬剤などで
浸透圧が上昇⤴

アルコール

砂糖代用品とかね

電解質と水分のバランスがくずれ、
腸管内の水分が増加する

滲出性
腸内に水分が
もれ出す

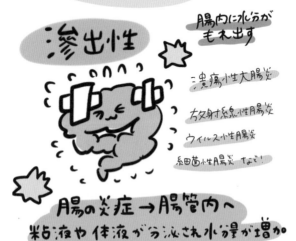

潰瘍性大腸炎
放射線性腸炎
ウイルス性腸炎
細菌性腸炎 など!

腸の炎症→腸管内へ
粘液や体液が分泌され水分量が増加。

患者さんのためにちゃんと対応できる看護師になりたくて、
とにかくいろいろ調べてたなあ。

患者さんが下痢をしてしまったとき、「なんでだろう?」って思った。下痢は排泄の一種。焦らないように分類を整理して原因などを頭に入れておきたかった!

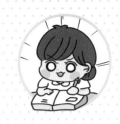

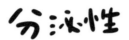

カンピロバクター
など

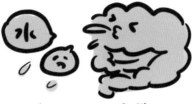

細菌や腫瘍がホルモンに影響し
腸からの水分分泌量がふえる ↑

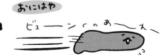

通常　　　おにはやい
ビューン　ぃのあ〜〜〜い

虫需動運動が活発→十分に消化・吸収
されないうちに通過

過敏性腸症候群
バセドウ病など
該当

消化管粘膜の
細胞保護作用が降害

薬剤性
→抗がん剤、抗菌薬、NSAIDs
消化管機能調整薬、痛風発作予防薬
など…

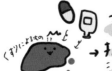
薬剤性は外因性、
他は内因性の下痢

147

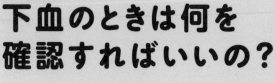

下血のときは何を
確認すればいいの？

あるある度
★★★

便に血が…

？

流しちゃった…

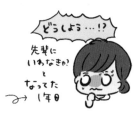

どうしよう…!?

先輩に
いわなきゃ？
と
なってた
1年目

まず、
観便しましょう！ 自分の目でまず確認👀👀

次回は便を流すまえに教えて下さいネ など声がけ。

・必要時写真取込みしたりパッドカウント。

女性は膣からの可能性も有

大量出血は
注意！

並行してみること…

内服薬CHECK…　　　注意!!

抗疑固薬：出血のリスク↑UP

鉄剤)をのんでると便が黒っぽくなる！

そのほか ステロイド、NSAIDs

吸収されなかった鉄が
酸化するため。
→ 異常ではない。

"キホン"

VS測定 意識レベルの確認、ショック徴候の有無、

採血→Hb値やHct

BUNは
消化管出血によっても増加↑

ふらつきがないか？転倒しないようナースコールしてもらう。

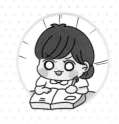

患者さんから下血報告があると焦るけど、血以外に確認することがいろいろあった！ 解剖生理も覚えておいたら、タール便と血便を間違えないですんだよ。

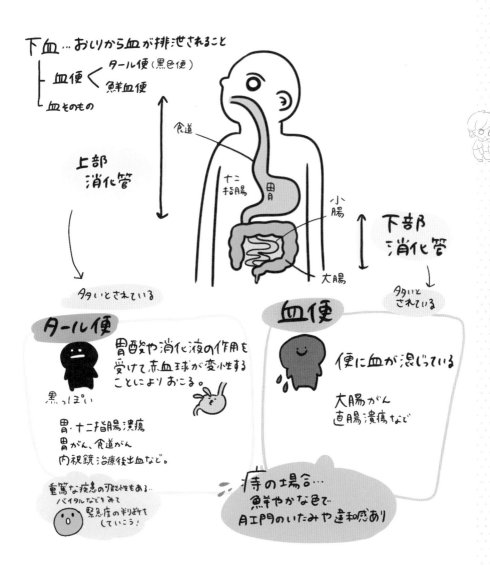

下血…おしりから血が排泄されること

血便
　タール便（黒色便）
　鮮血便
血そのもの

食道

上部消化管

十二指腸

胃

小腸

大腸

下部消化管

多いとされている

多いとされている

タール便

黒っぽい

胃酸や消化液の作用を受けて赤血球が変性することによりおこる。

胃・十二指腸潰瘍
胃がん、食道がん
内視鏡治療後出血など。

重篤な疾患の可能性もある…
バイタルなどをみて
緊急度の判断をしていこう！

血便

便に血が混じっている

大腸がん
直腸潰瘍など

痔の場合…
鮮やかな色で
肛門のいたみや違和感あり

消化管穿孔を起こしてる かも…どうしよう!

（しょう か かん せん こう）

消化管穿孔 とは？

何かしらの原因で
胃とか腸に
穴があいちゃうこと

ヒィ〜！

穿孔に
穴があく

上部

下部

腹膜

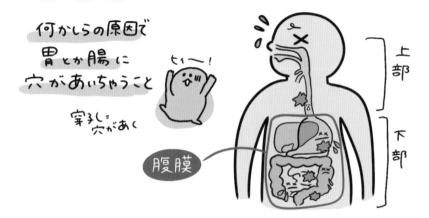

原因
外傷、異物、潰瘍性病変
大腸がん、医原性など…
上部消化管は胃・十二指腸潰瘍が多い

検査
腹部X線（レントゲン）　腹部CT　採血

遊離ガスが認められる

遊離ガスは
フリーエアーとも言うよ。
本来は腹腔内には空気は
存在しないよ。

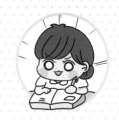

消化管穿孔は見逃すと命に関わるから、看護師の観察がものすごく大事だよ！しっかり対応したくて、観察ポイントと報告後の対応をまとめたよ。

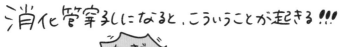

消化管穿孔になると、こういうことが起きる!!!

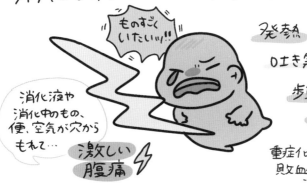

ものすごく
いたいっ!!

発熱

吐き気

頻脈

頻呼吸

重症化すると
敗血性ショックに…
注意‼

消化液や消化中のもの、便、空気が穴からもれて…

激しい腹痛

腹膜刺激徴候
筋性防御
触診すると腹壁が緊張して硬くなること

反跳痛
腹部を押してはなすと…
えイタイ!!!

消化管穿孔により消化管の細菌が腹腔に広がると…

腹膜炎
(腹膜の炎症)
汎発性　腹腔内全体に炎症が広がる
限局性　腹腔内の一部だけに炎症が起きる

治療　重症度で判断するよ

初期症状の観察が大切なのね！

- 手術　早期診断、早期手術が原則！
- 抗菌薬投与

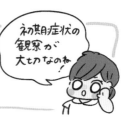

カルテにあるイレウスの分類を勉強し直したい。

イレウスとは？ カンタンに…。

何らかの原因により食物や消化液などの腸管内容の通過障害が起こった状態

症状

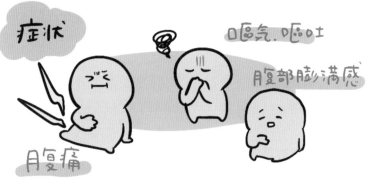

嘔気・嘔吐

腹部膨満感

腹痛

イレウスは
小腸か大腸かも
大事

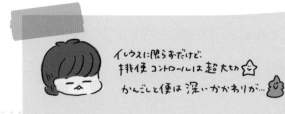

イレウスに限らずだけど、
排便コントロールは超大切☆
かんごしと便は深いかかわりが…💩

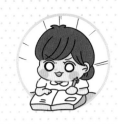

イレウスの分類はよくカルテに書かれるし、学生時代にも覚えたけど、現場では混乱しがち。絵で覚えると理解も早いから描いてみたよ。

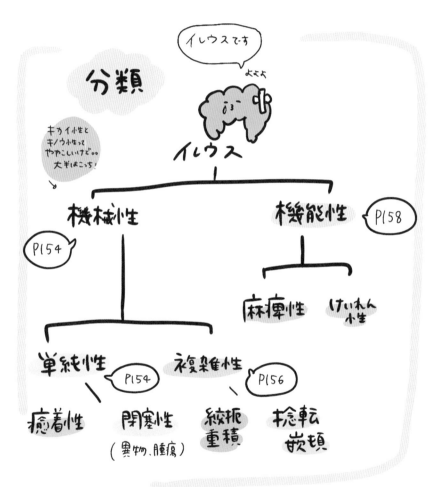

分類

イレウスです
よよよ

イレウス

キカイ小生と
キノウ小生って
ややこしいけど‥
大半はこっち！

機械性 P154

機能性 P158

麻痺性　けいれん性

単純性 P154　　複雑性 P156

癒着性　　閉塞性
　　　　（異物、腫瘍）

絞扼
重積　　捻転
　　　　嵌頓

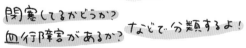

閉塞してるかどうか？
血行障害があるか？ などで分類するよ！

勉強ノートをつけていくうちに、
先輩が厳しく言う理由がわかってきたんだよなあ。

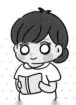

機械性イレウスの「機械」って何だっけ…。
(きかいせい)

機械性イレウスとは?

腸の物理的な閉塞が
原因のもの

最も頻度が高い

腸蠕音は亢進!

いたみは間欠的

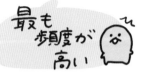

まず 単純性

癒着性 → 腸管の癒着が原因となって起こる
(ゆちゃく)

オペ後でーす

術後の創部

体の外
腹壁

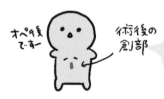

癒着とは?
本来分離してるはずの
臓器がくっつくこと

↑
開腹歴がある人は
どんな人でも リスク有!

＋ 胃潰瘍穿孔の既往歴
腹部外傷 の既往歴

ポイント

血行障害はなし!

「機械性」言われてもイメージできなかったから、その先の分類、癒着性と閉塞性を絵で見れば理解できて、患者さんにも説明できるはず！と思ってまとめたよ。

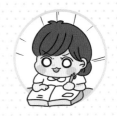

つぎは、

閉塞性イレウス

→ 腫瘍や炎症で腸が狭くなって起こる

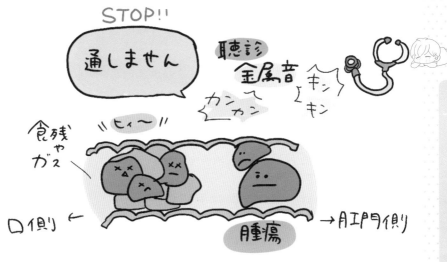

STOP!!

通しません

聴診 金属音 キンキン カンカン

"ヒィ〜"

食残やガス

口側 ←

→ 肛門側

腫瘍

私の経験

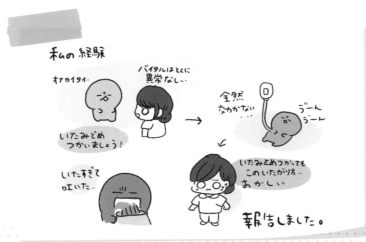

オナカイタイ…

いたみどめ つかいましょう！

いたすぎて 吐いた…

バイタルはとくに 異常なし…

→

全然 効かない

うーん うーん

いたみ止めつかっても このいたがりかた… おかしい

報告しました。

機械性イレウスの複雑性をきちんと理解したい。

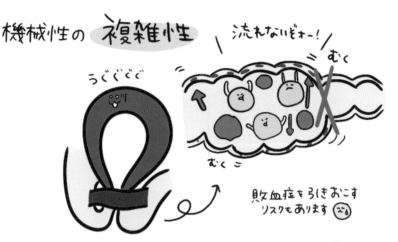

機械性の 複雑性

うぐぐぐぐ

流れないぞォー！

むく

むくこ

敗血症をひきおこす
リスクもあります

絞扼性　索状物（ヒモのようなもの）で
腸が しめつけられて血流障害が起きる

ガスや食残が流れないことにより

腸管内圧が上昇 グッ

さらに通りが悪くなる

"特徴"

悪循環

腸管の血流障害を起こす

壊死して穿孔し腹膜炎を起こすので
緊急オペ が必要となる（腸切除）

自分のうけもちがなった…という方も
いるのではなかろうか…

複雑性イレウスは「何が複雑!?」って思うけど、これも絵だと理解しやすかった。緊急オペになることもあるから、看護師が気づくための観察ポイントもチェック!

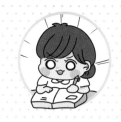

複雑性は他にもある!
腸捻転

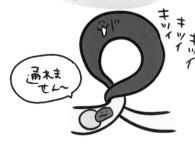

キツイ
キツイ

通れません～

嵌頓性

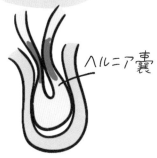

ヘルニア嚢

症状、
観察項目

イタイ!!

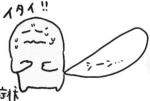

シーン…

腸蠕動音は
減弱・消失

腹膜刺激症状

WBC↑ CK↑ LDH↑ AST↑

採血

レントゲン（立位）
ニボー像
腸管内のガスと液体が
つくりだす境界がうつされる

水平面

他 腹部CT、エコー

単純性も
複雑性も
うつる

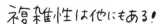
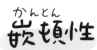

機能性イレウスを
説明できるようになりたい。

機能性イレウスとは?

腸が動かなくなることで起こる

麻痺性

腸蠕動音は
減少・消失

腸管に器質的な疾患はなし
腸の蠕動運動がなくなることにより
腸の内容物が送れなくなる

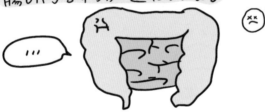

主な原因 腹膜炎、子宮外妊娠、腹腔内出血など

ごはん
はやく
たべたい
……。

消化管オペ後に発生する
術後まひ性イレウスもあるよ

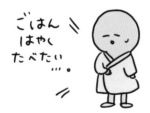

機能性イレウスは麻痺性、けいれん性って考えるとイメージ
しやすくなったよ。正しく理解できると患者さんや後輩にい
ろいろ説明できるようになるよ。

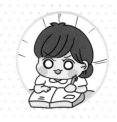

けいれん性

腸管の一部が持続的にけいれんして腸内容が停滞する

主な 原因
薬物中毒、虫垂炎、胆石症、ヒステリー、外傷

基本的に 保存治療！
　腹膜炎など重篤な疾患はオペすることも…。

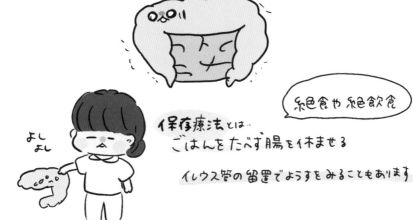

絶食や絶飲食

よし
よし

保存療法とは…
　ごはんをたべず腸を休ませる

イレウス管の留置でようすをみることもあります

イレウス管を担当するから
しっかり勉強したい。

あるある度
★ ☆ ☆

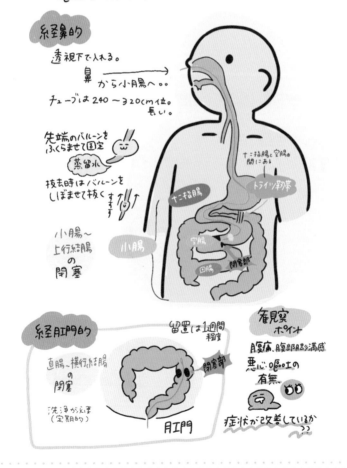

目的

造影剤をとおして
閉塞部位の診断も
できる！

腸管内の減圧をする

嘔吐などの症状緩和、穿孔の予防

経鼻的

透視下で入れる。

鼻 ⟶ から小腸へ。。

チューブは240〜320cm位。
長い。

先端のバルーンを
ふくらませて固定

（蒸留水）

抜去時はバルーンを
しぼませて抜く

小腸〜
上行結腸
の
閉塞

十二指腸と空腸の
間にある

トライツ靱帯

十二指腸

空腸

小腸

回腸　閉塞部

経肛門的

直腸〜横行結腸
の
閉塞

洗浄が必要
（定期的）

留置は1週間
程度

閉塞部

肛門

看護
ポイント

腹痛、腹部膨満感

悪心、嘔吐の
有無

症状が改善しているか

160

イレウス管は管がどこに入っているのか、解剖生理から理解することが大事。初めて受け持つときは緊張したけど、最低限を頭に入れておいたら、自信をもって対応できたよ！

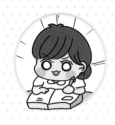

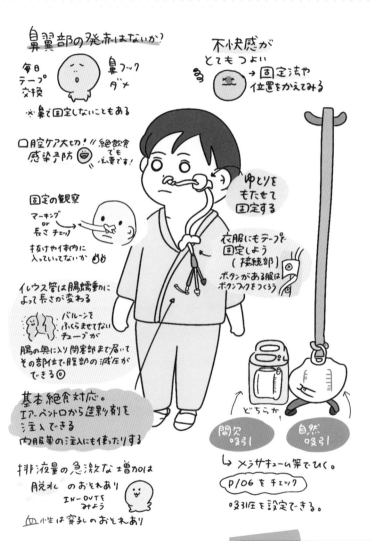

鼻翼部の発赤はないか？

毎日テープ交換

鼻フックダメ

※鼻で固定しないこともある

不快感がとてもつよい → 固定法や位置をかえてみる

口腔ケア大切！！感染予防 絶飲食でも必要です！

ゆとりをもたせて固定する

固定の観察
マーキングorながさチェック
ぬけてや体内に入っていってないか

衣服にもテープで固定しよう（接続部）
ボタンがある服はボタンフックをつくろう

イレウス管は腸蠕動によって長さが変わる
バルーンをふくらませてないチューブが
腸の奥に入り閉塞部まで届いてその部位で腹部の減圧ができる◎

基本絶食対応。
エアーベントロから造影剤を注入できる
内服薬の注入にも使ったりする

排液量の急激な増加は脱水のおそれあり
IN-OUTを みよう
血性は穿孔のおそれあり

どちらか！

間欠吸引　　自然吸引

↳ メラサキューム等でひく。
p.106 をチェック
吸引圧を設定できる。

イレウスの患者さんは悪循環の解除のため絶食、水分補給の点滴をする

下剤の種類が多すぎて
患者さんに説明できない。

大腸で水分の吸収を抑制します！

浸透圧性下剤

第一選択薬！

塩類下剤
・酸化マグネシウム・マグラックス
・マグコロール

高Mg血症に注意！⚠️
腎機能が低い人は注意！⚠️

2～3時間で効果あり
習慣性が少なく長期間の使用可◎

糖類下剤
・ラクツロースシロップ
　モニラックシロップ（ラクツロース）
・D-ソルビトール経口液（D-ソルビトール）

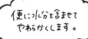
便に水分を含ませて
やわらかくします。

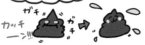
ガチ
カッチーン!!
ガチ

大腸

膨張性下剤
・バルコーゼ（カルボキシメチルセルロース）
・コロネル錠/細粒（ポリカルボフィル）
　ポリフル錠/細粒（カルシウム）

腸管内で水分を吸収して膨張して内容物を
増大して大腸に刺激を与える。

大きくなるもん!!

その他…漢方
大黄甘草湯．桂枝加芍薬大黄湯．潤腸湯　など

オピオイド誘発性便秘症 → スインプロイク（ナルデメジントシル酸塩）

モルヒネやオキシコドンなどのオピオイド使用者に用いる。

下剤をよく患者さんに渡す機会があったんだけど、いろいろありすぎて説明できなかった…。効く場所や効果を理解したら、しっかり説明できるようになったよ！

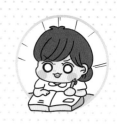

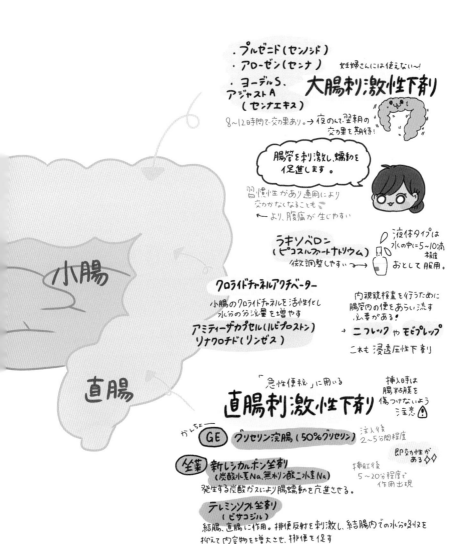

・プルゼニド（センノシド）
・アローゼン（センナ）　妊婦さんには使えない〜！
・ヨーデルS.
アジャストA
（センナエキス）

大腸刺激性下剤

8〜12時間で効果あり。→ 夜のんで翌朝の効果を期待！

腸管を刺激し、蠕動を促進します。

習慣性があり連用により効かなくなることも
← より腹痛が生じやすい

ラキソベロン
（ピコスルファートナトリウム）
微調整しやすい

液体タイプは水の中に5〜10滴程度おとして服用。

クロライドチャネルアクチベーター
小腸のクロライドチャネルを活性化し水分の分泌量を増やす
アミティーザカプセル（ルビプロストン）
リナクロチド（リンゼス）

内視鏡検査を行うために腸管内の便をあらい流す必要がある！
→ ニフレック や モビプレップ
これも 浸透圧性下剤

「急性便秘」に用いる

挿入時は腸粘膜を傷つけないよう注意！

直腸刺激性下剤

かんちょー
GE　グリセリン浣腸（50%グリセリン）
注入後2〜5分程度

即効性がある◇◇

坐薬　新レシカルボン坐薬
（炭酸水素Na、無水リン酸二水素Na）
発生する炭酸ガスにより腸蠕動を亢進させる。

挿肛後5〜20分程度で作用出現

テレミンソフト坐薬
（ビサコジル）
結腸、直腸に作用。排便反射を刺激し、結腸内での水分の吸収を抑えて内容物を増大させ、排便を促す

制吐剤の副作用に
しっかり対応したい！

せいとざい

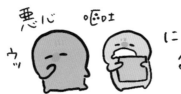

悪心　嘔吐

ウッ

に用いられる
制吐剤

副作用　について

P.239にものってるよ

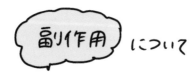

錐体外路症状をかんさつ👀

アカシジア、パーキンソニズム、ジストニア、ジスキネジアなど…

筋肉の運動を調整する錐体外路が
障害され、起こる。

中枢性ドパミンD₂受容体拮抗薬
ノバミン、プレペリース

→ ドパミンD₂受容体の遮断によって
錐体外路症状が
おこりやすい！

脳

ん？

筋肉

末梢性
ドンペリドン、プリンペランもまれにおこる
可能性あり。

自分に足りないものって何だろう？　何を勉強したらがんばる
患者さんの力になれる？　必死だったこの頃。

制吐剤は下剤と並んでよく使う薬だけど、副作用も起きやす
い！　文字で覚えるより、絵で覚えるほうがイメージしやす
いからまとめてみたよ。抗精神病薬の副作用も同じだよ。

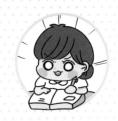

ジストニア

筋緊張
斜斗頸
舌突出

パーキンソニズム

振戦
無表情
歩行障害

重カイ乍が
緩慢

アカシジア

じっとしていられない

そわそわ…

四肢の
むずむず感

静坐不能

ジスキネジア

口をもぐもぐさせる
体幹の不随意運動

お顔

身体

悪性症候群

薬剤の急激な減量や増量でおこりやすい

発熱

筋肉のこわばり
ふるえ の錐体外路症状

重症化すると
呼吸不全や意識消失

すみやかに
投与中止!!

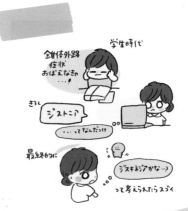

学生時代

錐体外路
症状
おぼえなきゃ
…!

きっと

ジストニア

…ってなんだっけ

最終的に

ジスキネジアかな〜？

…って考えられたらスゴイ

採血で肝臓の何が
わかるか、整理したい。

※ 基準値は全て成人

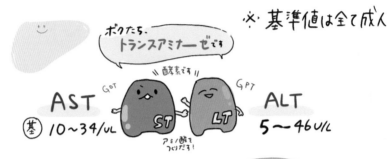

ボクたち、
トランスアミナーゼです

《酵素です》

AST GOT
基 10～34U/L

アミノ酸を
つくりだす!

ALT GPT
5～46U/L

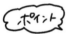
ポイント

肝細胞の壊死を反映

高値の時

肝細胞がこわれると
血中に流れるため、値が↗

ふよ
ST
ふよ

AST

AST/ALTを比較することで
病態を評価する。

ASTは..
肝臓以外にも
心筋、骨格筋にもいる

ALTは..
主に肝臓

セットでみよう ↓

LDH 基 120～245U/L

(乳酸脱水素酵素) ブドウ糖のエネルギーに
関わる酵素

Love
Dream
Hapiness..
じゃない方

肝臓以外にも 心臓、筋肉、悪性腫瘍 などにある

高値
心筋梗塞や白血病、肝炎など
LDHだけでは診断できない

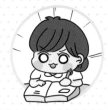

肝臓について採血で調べられる項目はたくさんあるよ！なぜこの項目を調べるのか、基準値と一緒に覚えておいたら、患者さんに説明するときにも役立ったよ。

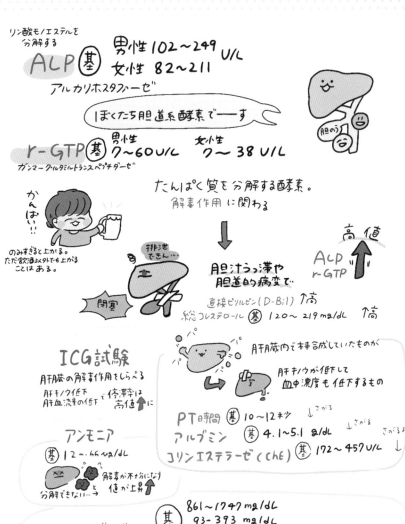

リン酸モノエステルを分解する

ALP 基　男性 102~249 U/L
　　　　女性 82~211

アルカリホスファターゼ

ぼくたち胆道系酵素で一す

r-GTP 基　男性 7~60 U/L　女性 7~38 U/L

ガンマーグルタミルトランスペプチダーゼ

たんぱく質を分解する酵素。
解毒作用に関わる

かんぱい!!

のみすぎると上がる。
ただ飲酒以外でも上がる
ことはある。

閉塞

排泄
できん・・・

胆汁うっ滞や
胆道的病変で

高値

ALP
r-GTP ↑

直接ビルビン（D-Bil）↑高
総コレステロール 基 120~219 mg/dL　↑高

ICG試験

肝臓の解毒作用をしらべる

肝キノウ低下
肝血流量の低下

待機中は
高値に

肝臓内で採合成していたものが

肝キノウが低下して
血中濃度も低下するもの

PT時間 基 10~12秒　↓さがる
アルブミン 基 4.1~5.1 g/dL　↓さがる
コリンエステラーゼ（chE）基 172~457 U/L　↓さがる

アンモニア

基 12~66 mg/dL

分解できない・・・
と　解毒が不十分になり
　　値が上昇 ↑

基 861~1747 mg/dL
93-393 mg/dL
男性：33~183　女性：50~269 mg/dL

r-グロブリン

（免疫グロブリン）　肝臓でつくられるたんぱくし
肝臓にリンパ球などがふえたり、線維化が進行するし ↑↓

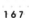

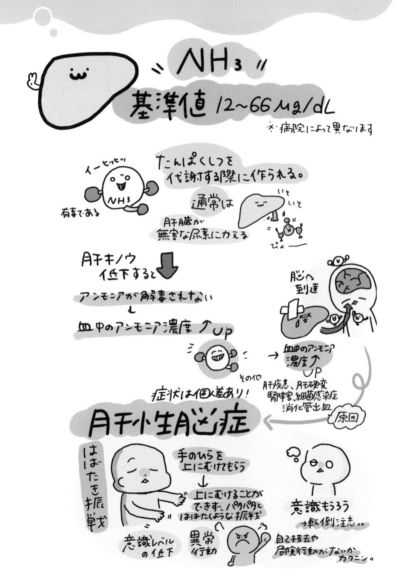

アンモニア採血検査でわかることって何？

NH₃
基準値 12～66 μg/dL
※病院によって異なります

イーヒッヒッ
NH₃
有毒である

たんぱくしつを
代謝する際に作られる。

通常は
いといと
肝臓が
無害な尿素にかえる
ぴょ

肝キノウ
低下すると

アンモニアが解毒されない

血中のアンモニア濃度 ↗UP

その① 血中のアンモニア
濃度 ↗UP

→ 脳へ
到達

症状は個人差あり！

原因 肝疾患、肝硬変
腎不全、細菌感染症
消化管出血

肝小生脳症

はばたき振戦

手のひらを
上にむけてもらう

上にむけることが
できず、パタパタと
はばたくような振戦

意識もうろう
→転倒注意‥

意識レベル
の低下

異常
行動

自己抜去や
問題行動がないか
カクニン。

アンモニアと聞くと泌尿器っぽいけど、脳疾患にも関係する
よ。アンモニア採血は普通の採血と提出方法も違うから、要
注意！ 検査値は知っておくと病状の把握につながったよ。

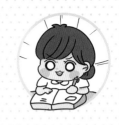

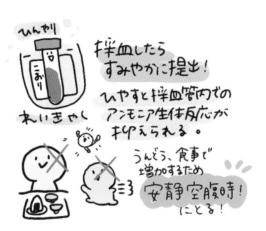

採血したら
すみやかに提出！

ひやすと採血管内での
アンモニア生体反応が
抑えられる。

うんどう、食事で
増加するため
安静空腹時！
にとる！

アンモニアを抑えるおくすり

難吸収性抗菌薬
→ リフキシマ、カナマイシン

 NH₃の産生を
抑えます

合成二糖類
→ ラクツロース、ラクチトール

モニラック　NH₃の産生と
吸収を
抑えるヨ

BCAA製剤（分岐鎖アミノ酸製剤）
→ リーバクト、アミノレバン、

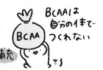
BCAAは
自分の体で
つくれない

補充

もってきましたあ!!

てんてき：アミノレバンEN配合散もあります

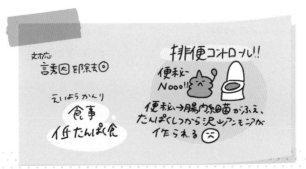

対応
誘因排除◎

えいよう かんり
食事
低たんぱく食

排便コントロール!!

便秘と
Nooo!!

便秘→腸内細菌がふえ、
たんぱくしつから沢山アンモニアが
イ乍られる😢

腹水で苦しむ患者さんの つらさを理解したい。

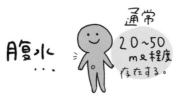

腹水・・・ 通常 20~50 mℓ程度 存在する。

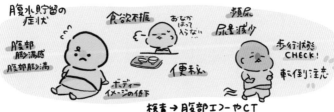

腹水貯留の症状

腹部膨満感
腹部膨隆 ボディーイメージの低下

食欲不振 あながはって入らない 便秘

頻尿 尿量減少

歩行状態 CHECK! 転倒注意

検査→腹部エコーやCT

SAAG(血清-腹水アルブミン濃度)
1.1 g/dL 以上

ろうしゅつ
漏出性

非炎症性

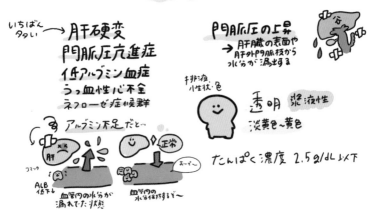

いちばん
多い→ 肝硬変
門脈圧亢進症
低アルブミン血症
うっ血性心不全
ネフローゼ症候群

もしアルブミン不足だと…
肝
ALB 低下で
血管内の水分が漏れてた状態

正常
あーん〜
血管内の水分が保持できる〜

門脈圧の上昇
→肝臓の表面や
肝外リンパ脈枝から
水分が漏出する

排液の性状・色

透明 漿液性
淡黄色~黄色

たんぱく濃度 2.5 g/dL 以下

腹水は現場で初めて見ても、水…くらいにしか思わなかった。なぜたまるのか、たまるとどうなるのかを覚えて、少しでも患者さんのつらさを理解したかった。

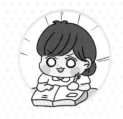

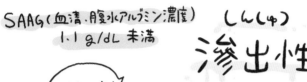

SAAG（血清・腹水アルブミン濃度）
1.1 g/dL 未満

しんしゅ
滲出性

炎症性！

腹膜の炎症

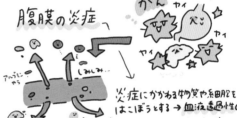

がん
ヤイ
ペン
ヤイ
ヤイ

がん性腹膜炎
急性膵炎

血性 😊　子宮外妊娠
　　　　卵巣腫瘍

性状、色も
みよう！！

炎症にかかわる物質や細胞をはこぼうとする→血液透過性の亢進→血管から血液成分・水分がもれ腹腔に滲み出る。

アルブミン
から

しみしみ

赤血球から
白血球から

水くらも…

楽しび色 😊　悪性リンパ腫
　　　　　　悪性腫瘍
　　　　　　外傷によるもの

膿性 😊　がん性腹膜炎
黄色混濁　　細菌性腹膜炎
　　　　　　結核性腹膜炎

胆汁性 😊　胆汁性腹膜炎
　　　　　　胆のう穿孔
　　　　　　十二指腸穿孔

腹膜
アキツ

腹腔
腹水

ぼうこう

たんぱく濃度 4.0g/dL
↳ たんぱくしつや細胞成分がタウくんだ水分がもれだすので濃度が高い。

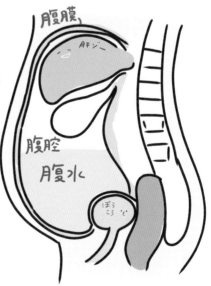

腹水ドレナージを
手際よく行いたい。

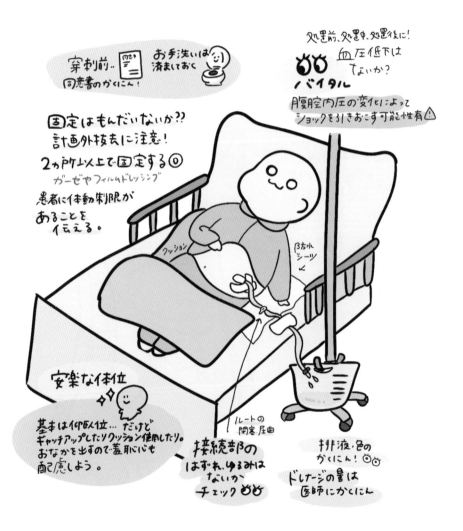

穿刺前…
同意書のかくにん！

お手洗いは
済ましておく

処置前、処置中、処置後に！
血圧低下は
ないか？
バイタル

腹腔内圧の変化によって
ショックを引きおこす可能性有⚠

固定はもんだいないか??
計画外抜去に注意！
2か所以上で固定する◎
ガーゼやフィルムドレッシング
患者に体動制限が
あることを
伝える。

クッション

防水
シーツ

安楽な体位
◇◇✦

基本は仰臥位…だけど
ギャッチアップしたりクッション使用したり。
おなかを出すので羞恥心にも
配慮しよう。

ルートの
閉塞・屈曲

接続部の
はずれ、ゆるみは
ないか
チェック👀

排液・色の
かくにん！👀👀

ドレナージの量は
医師にかくにん

172

腹水ドレナージは準備も覚えることも多くて大変だし、穿刺(せんし)がこわかった。だから、焦らないようにポイントをまとめたよ。

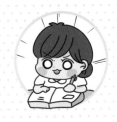

穿刺部位 エコーで部位決定するのが一般的
→穿刺部位 ※エコー下でも臓器や血管を傷つけるリスク部位がある
エコー下でがくにしすればOK

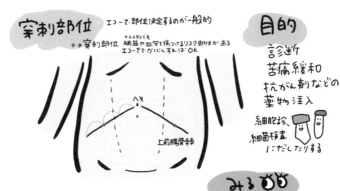

へそ
上前腸骨棘

目的
診断
苦痛緩和
抗がん剤などの
薬物注入
細胞診、
細菌検査
にだしたりする

みるめ

腹部症状の有無
消化器症状の有無
呼吸器症状
開始前ととじ較し増悪がないか??
・呼吸困難感・SpO2の低下

腹膜炎→感染徴候はないか??(発赤、腫脹、疼痛、熱感)
長期間の留置は感染リスクUP

合併症 その他
腸管損傷
出血 皮下出血・皮下血腫
注意 電解質異常
大量に穿刺した場合は
アルブミン製剤を投与する
ことがある。

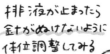
排液が止まったら
針がぬけないように
体位調整してみる
それでも止まったら
医師へ報告

量
循環不全予防のため1,000mℓ/時は超えないようにする
大体1,000~3,000mℓ/回。

抜去後→ガーゼで圧迫。漏れ出しがないかみよう!

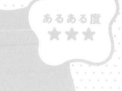
あるある度 ★★★

心不全がどんな状態
なのか整理したい。

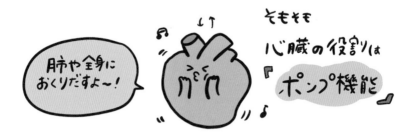

肺や全身に
おくりだすよ〜！

そもそも
心臓の役割は
『ポンプ機能』

それが何らかの原因で働きが落ちて機能不全になること!!

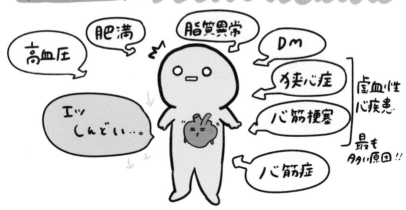

高血圧
肥満
脂質異常
DM
狭心症
心筋梗塞
虚血性
心疾患
最も
多い原因!!
エッ
しんどい…。
心筋症

他にも…
弁膜症　肺疾患
心筋炎　薬剤性
不整脈

心不全はよく聞くけど、実はどんな状態なのか、うろ覚えだった…！ 左右で病態が違ったりする点は国試にもよく出るから、頭に入れておこう。

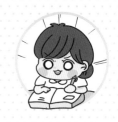

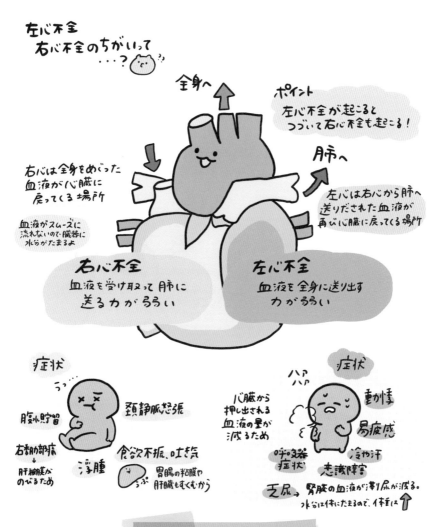

左心不全
右心不全のちがいって…？

全身へ

ポイント
左心不全が起こると
つづいて右心不全も起こる！

右心は全身をめぐった
血液が心臓に
戻ってくる場所

血液がスムーズに
流れないので、臓器に
水らがたまるよ

肺へ

左心は右心から肺へ
送りだされた血液が
再び心臓に戻ってくる場所

右心不全
血液を受け取って肺に
送る力がらうい

左心不全
血液を全身に送り出す
力がらうい

症状

うっ…

腹水貯留

頸静脈怒張

右肋部痛
↓
肝被膜が
のびるため

浮腫

食欲不振、吐き気
うっぷ
胃腸の粘膜や
肝臓もむくむから

症状

ハァ

心臓から
押し出される
血液の量が
減るため

動悸

易疲労感

呼吸器
症状

冷や汗

意識障害

乏尿→腎臓の血液が滲り尿が減る。
水分は体にたまるので、体重は↑

現場ではわけられなくて
一緒に起きることも多い 😊

静脈血栓症を
防ぎたい!

じょうみゃくけっせんしょう

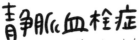静脈血栓症
(Venous thromboembolism : VTE)

血栓 やぁ
血のかたまり

原因

手術後など…
エコノミー症候群とも謂われ
正常に脚を動かさないと
血流がおそくなります。

長時間
動かない
…

車中泊もキケン…!

他… リスク因子
・がん
・経口避妊薬の服用
・静脈内カテーテル留置
・高齢
・肥満

肺
心臓
血の
流れ

血栓が
とぶと…
→

肺の動脈に
血栓がつまる
これが
肺塞栓症
(PTE)

好発部位は
下腿筋静脈
ヒラメ筋静脈
左腸骨静脈

膝窩静脈
小伏在静脈
腓腹静脈
ヒラメ筋静脈
後脛骨静脈

ここに
血栓が
できる
→ DVT

血栓が小さい時は自覚症状はなし

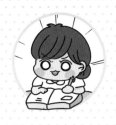

静脈血栓症は、周術期の患者さんがよくなるもの。観察ポイントや合併症、早期離床の根拠はよく先輩から聞かれるだけじゃなく、患者さんの命にも関わるから絶対覚えたかった！

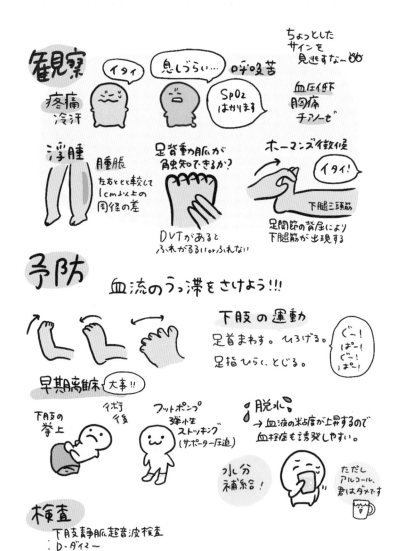

観察

ちょっとした サインを 見逃すなー❤

イタイ

息しづらい… 呼吸苦

SpO2 はかります

血圧低下 胸痛 チアノーゼ

疼痛 冷汗

浮腫 腫脹 左右ととで較して 1cm以上の 周径の差

足背動脈が 触知できるか？

DVTがあると ふれづらい or ふれない

ホーマンズ徴候 イタイ！

下腿三頭筋

足関節の背屈により 下腿筋が出現する

予防 血流のうっ滞をさけよう!!!

下肢の運動 足首まわす。ひろげる。 足指ひらく、とじる。

ぐー！ ぱー！ ぐー！ ぱー！

早期離床 大事!!

下肢の 挙上

術後

フットポンプ 弾性 ストッキング (サポーター圧迫)

脱水 → 血液の粘度が上昇するので 血栓症も誘発しやすい。

水分 補給！

ただし アルコール 君はダメです

検査 下肢静脈超音波検査 ・D-ダイマー ・CT

勉強ノートをつけていくうちに、 疾患やケアのポイントを整理できるようになったよ。

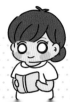

IVRって何…?
まるでわからない!!

IVRとは
Interventional Radiology
インターベンショナルラジオロジー

レントゲンやCT画像ガイド下で
体の中を透かしてみながら カテーテルや金針を
入れて治療する

身体への侵襲が手術ととても低い◎
負担が少ない

行われる治療 沢山あるのだ!!

中心静脈ポート造設

肝動脈、脾動脈、腎動脈など
動脈瘤塞栓術

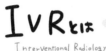

金属コイル

大動脈瘤に。
ステントグラフト留置術

ステント留置 これは胆管
つまった
胆管を広げる

椎体形成術

下大静脈フィルター留置術

イレウス管挿入

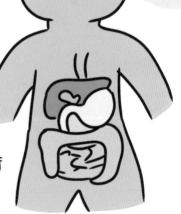

IVRで行われる治療はたくさんあるけど、たいてい略称で言われるよ。その略称もたくさんあるから、どれが何の治療か整理してみたよ。

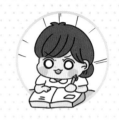

生検とは　皮膚の上から針をさして病変の一部を採取してしらべるけんさ。

「画像ガイド下」はCTや超音波などの画像を
みながら行う！
部位　肺　腹部　乳腺　など。。

TACE 肝動脈化学塞栓術

がん
カテーテル

TAE 動脈塞栓術

出血に対するもの
腫瘍に対するもの

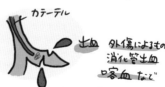

カテーテル

出血　外傷によるもの
消化管出血
喀血　など

B-RTO バルーン閉塞下逆行性経静脈的塞栓術

経皮的腹腔膿瘍ドレナージ　うみを体外に出す！
PTBD 経皮経肝胆道ドレナージ

〜抗腫瘍療法〜
RFA ラジオ波焼灼(しょうしゃく)療法
PEIT 経皮的エタノール注入療法

カリウム値が異常だった！何をチェックする？

大すぎても少なすぎてもダメなのねー

カリウム

（基）3.5〜4.9mEq/L

役割 K

細胞の浸透圧の調整
筋肉、神経に関与

98%は細胞内液に
おります

低カリウム血症

手足の脱力感

ぴりつき、こわばり

筋力低下

うぅ……

重い惨

重度になると…
イレウス
意識消失

T波の平坦化　U波の増高

ST低下

原因

血液→細胞にカリウムが移動するため

インスリン投与

副腎の疾患によるもの

下痢や嘔吐　　利尿剤

特定の疾患は治療！

治療　カリウム製剤　　食事指導

カリウム値は低くても高くても重度だと命に関わるよ！
さらっと流してしまわないで、異常になる原因から理解できると、患者さんの不調に気づけるよ。

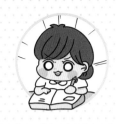

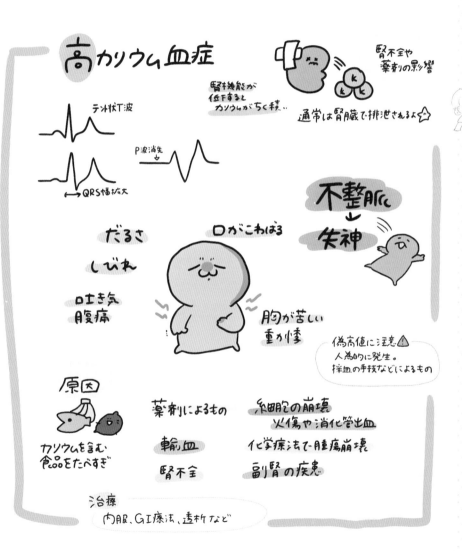

高カリウム血症

腎不全や薬剤の影響

腎機能が低下するとカリウムがちく積…

通常は腎臓で排泄されるよ★

テント状T波

P波消失

QRS幅拡大

不整脈
↓
失神

だるさ
しびれ
吐き気
腹痛

口がこわばる

胸が苦しい
動悸

偽高値に注意⚠️
人為的に発生。
採血の手技などによるもの

原因

カリウムを含む食品をたべすぎ

薬剤によるもの
輸血
腎不全

細胞の崩壊
火傷や消化管出血
化学療法で腫瘍崩壊
副腎の疾患

治療

内服、GI療法、透析など

GI療法のしくみや注意点を理解したい。

GI療法とは?
グルコース・インスリン療法のこと。
中等度~高度の高カリウム血症の治療法だよ

高カリウム血症については
P181 をチェックしてね

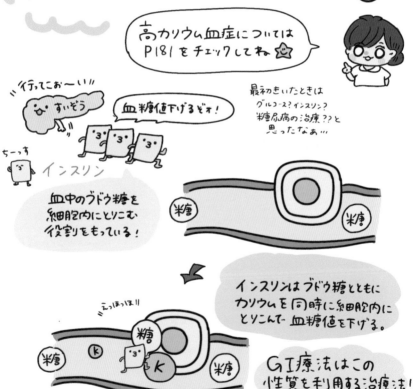

"行ってこお〜い"

すいぞう

血糖値下げるぞォ!

最初きいたときは
グルコース?インスリン?
糖尿病の治療??と
思ったなぁ…

ちーっす

インスリン

血中のブドウ糖を
細胞内にとりこむ
役割をもっている!

"えっほっほ!!"

糖

糖　k　糖　k

糖

インスリンはブドウ糖とともに
カリウムを同時に細胞内に
とりこんで血糖値を下げる。

GI療法はこの
性質を利用する治療法!

182

GI療法はひんぱんに見るものじゃないから、いざ受け持つとなると、注意点とかがわからなくて患者さんの異変を見逃すかも…。そんなことにならないよう、ポイントをまとめたよ。

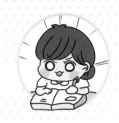

どうしてインスリン投与だけじゃダメ？

軽度の時は
ポリエチレンスルホン酸
ナトリウムなども
内服するよ！

"ワー‼" "ワー‼"

防ぐ
ために…。

インスリンだけだと
低血糖に‼⚠

ブドウ糖
（グルコース）と
一緒に投与する！

静脈注射
か
点滴するよ

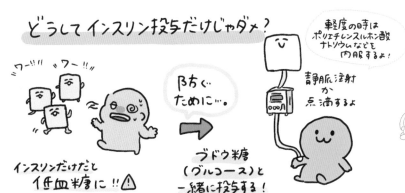

とは言っても…
投与時は低血糖症状が出てないか
かんさつ 👀

血糖測定指示もでる！

寒や汗や
動悸など…

P186-187 もみてね⭐

腎機能もチェック 👶！
腎機能が低下してると低血糖をおこしたり治療が長引くことも…。

治療中はこんなことに注意する

・心電図モニターチェック
　→ カリウム変動による症状がでてないか
・静脈炎 が起きてないか
　→ ブドウ糖は 浸透圧 が高い！

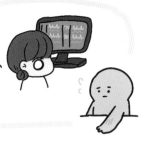

ナトリウム値が異常！何をチェックする？

電解質。細胞の外側にある体液にいます。

ナトリウム

基 135～148mEq/L

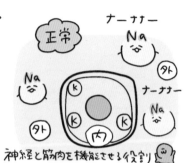

正常

ナーナナー

Na

外

Na

K K

K

外

内

ナーナナー

Na

神経と筋肉を機能させる役割

低ナトリウム血症

・低張性
・等張性　分類
・高張性

頭痛
吐き気

倦怠感

反応が
にぶくなる

ひきつり
筋けいれん

意識障害

高齢者は注意　腎機能が低下すると、ナトリウム再吸収能や保持能力が衰える

原因

心不全　腎不全
肝不全
→細胞外液量が増加

SIADH
甲状腺機能低下症
など

大量飲水

利尿薬

下痢・嘔吐

治療

特定の疾患の
治療

（制限）
水分調整や
Na補正

ナトリウムの基準値は病院によって異なるから、観察項目や症状を覚えておこう。検査値が出たときに症状が出てないか確認できるよ！

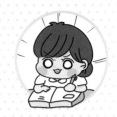

電解質…
ナトリウムや カリウムよりメタは
カルシウム（Ca）、
マグネシウム（Mg）、
リン（P）、クロール（Cl）
重炭酸（HCO₃）など

出すよ〜（尿）
じんぞう
ナトリウムを水分（尿）とともに
体の外へ排出する役割

高ナトリウム血症

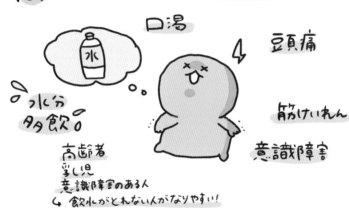

口渇

頭痛

筋けいれん

意識障害

水分多飲

高齢者
乳児
意識障害のある人
↳ 飲水がとれない人がなりやすい！

原因
脱水
嘔吐、下痢
体液量過剰

水欠乏
水分↓
大量発汗

利尿薬

腎不全
尿崩症
糖尿病

治療
低Na血症と同じく病態にあった治療
水分を補う。補液

急速にナトリウム濃度を
下げないようにする

低血糖になると起きることって何?

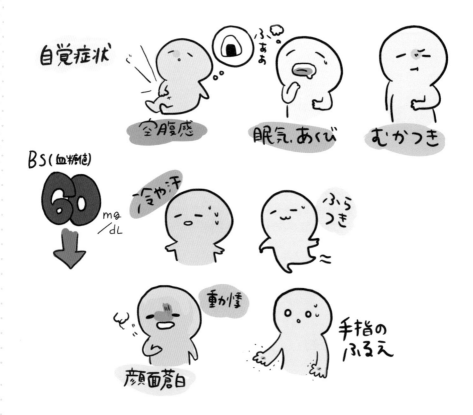

低血糖の原因

インスリンが多い
経口薬の過量
運動量、飲酒、副腎不全
肝硬変 などなど。。。

自覚症状

空腹感

眠気、あくび

むかつき

BS(血糖値)

60 mg/dL

↓

冷や汗

ふらつき

顔面蒼白

動悸

手指のふるえ

低血糖は見逃すと命に関わる！ 患者さんは自覚がないことも多いから、何が起きるか覚えておくと、事前に注意もできるようになったよ。

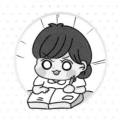

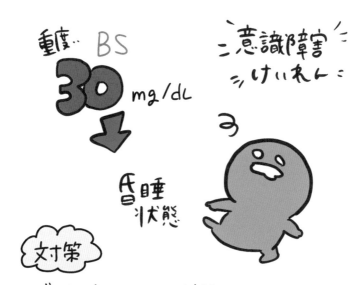

重度.. BS

30 mg/dL

=意識障害=
=けいれん=

昏睡状態

対策

→ ブドウ糖10gまたは 糖質を含むジュースや
（のめる人は） 清涼飲料水
病院 だと グルカゴン 注射したり。

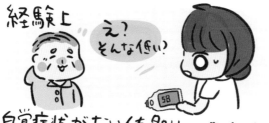

経験上

え？
そんな低い？

自覚症状がない人も多い。 あるある？..
無自覚低血糖にも 注意！

インスリンの勉強事件

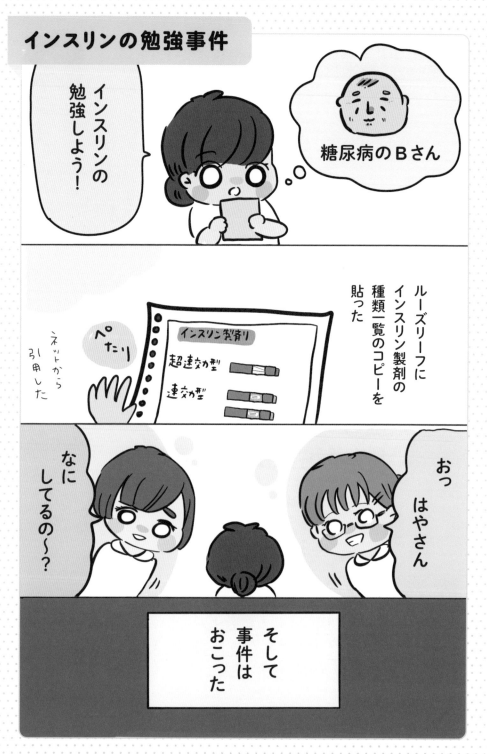

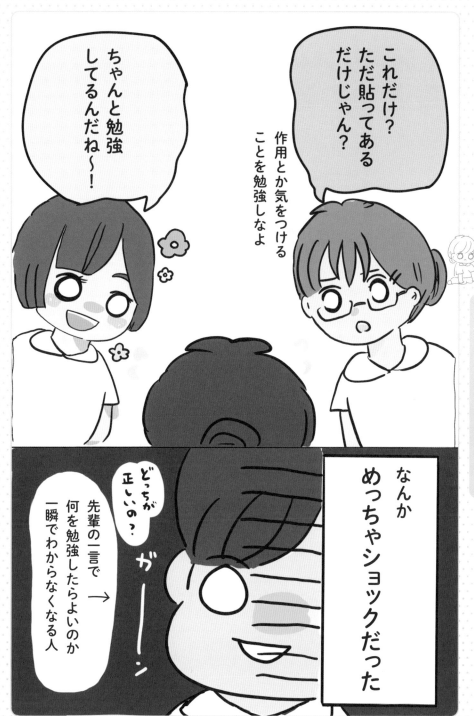

インスリンの速効と
超速効の違いを知りたい。

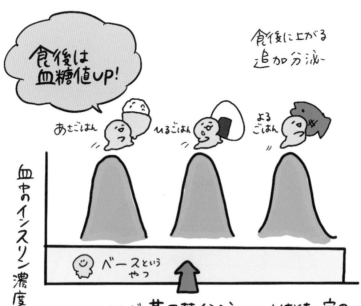

食後は
血糖値UP!

食後に上がる
追加分泌

あさごはん　ひるごはん　よるごはん

血中のインスリン濃度

ベースという
やつ

ここが 基礎分泌　いちにち一定の
割合ででるよ。

インスリン製剤 いろいろ

プレフィルド製剤　カートリッジ製剤

インスリン薬液と
注入器が一体化

専用カートリッジと
専用注入器の
くみあわせがある

バイアル　専用の
シリンジが必要

インスリンの分類は、現場で初めて知って混乱した！ 製薬会社によっていろんな種類があるから、効き方や効果を覚えておこう。

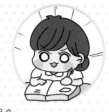

※薬はすべて商品名

インスリン
指示

××さん
食直前 ヒューマログ 5単位
就寝前 トレシーバ 10単位

☆〇さん
食事30分前 ノボリン 8単位
⋮

一体
何のちがいが？

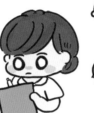

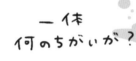
超速効型

下げる
ビョオオオオオ
ビューーン

注射後約10〜20分で使用
3〜5時間持続

ノボラピッド注 フレックスタッチ
ヒューマログ注 ミリオペン
アピドラ注 ソロスター

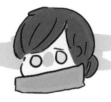

食後の血糖値上昇↑に
対して◎

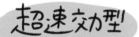
速効型

下げる
ビーー
≡₃
ドドドドド

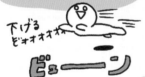

注射後 30分で作用
5〜8時間持続

ヒューマリンR
ノボリンR など

追加
分泌を
補うよ！

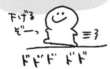

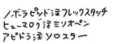

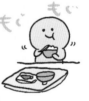

インスリンの中間型や
混合型も整理したい。

中間型

注射後30分〜3時間で作用
18〜24時間持続

1日のうちの決めた時間に打つ

下げ
まーす　トコトコ

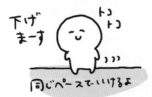

同じペースでいけるよ

ヒューマリンN
ノボリンN
ヒューマログN など

基礎
分泌を
補う

混合型

追加分泌と基礎分泌を補う

超速効型や速効、中間型を
混合したもの

持続時間は中間型と同じ。

ヒューマログミックス注ミリオペン
ノボリン30R注フレックスペン
イノレット30R注
ヒューマリン3/7注

持続型溶解

健康な人のインスリン分泌パターンに
近づくよう基礎分泌を補う

効果がでるまで1〜2時間
持続はほぼ1日

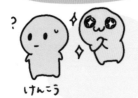

けんこう

ゾルトファイ配合注
トレシーバ注フレックスタッチ
インスリングラルギンBS注ミリオペン
ライゾデグ配合注フレックスタッチ

192

インスリンは本当に種類がいっぱい。種類によって打つタイ
ミングが違うから、そこを間違えないようにしたかった！

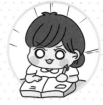

※薬はすべて商品名

インスリンとは別に…
GLP-1受容体作動薬

GLP-1というホルモンを補う。

たべものを
たべると
小腸から分泌！

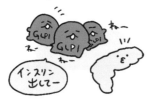

インスリン
出してー

すい臓にはたらきかけて
インスリンの出を良くする。

1日1〜2回打つのもあれば
週1回打つものもある☺

ビクトーザ
リキスミア
トルリシティ

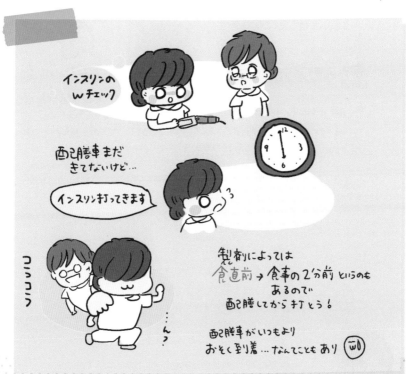

インスリンの
Wチェック

配膳車まだ
きてないけど…

インスリン打ってきます

制剤によっては
食直前→食事の2分前というのも
あるので
配膳してから打とう♪

配膳車がいつもより
おそく到着…なんてこともあり

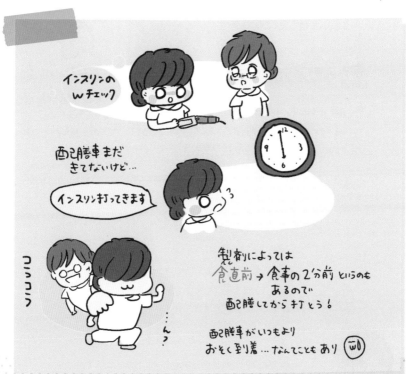

（side tab）2 ── 病棟で困ったときに助かった。

193

糖尿病内服薬の作用を
しくみと一緒に覚えたい。

(SU)
スルホニル尿素薬

すい臓からのインスリン分泌を増やす

DPP-4阻害薬

すい臓にはたらくインクレチンの
働きをつよめる

すい臓に

はたらく！

インスリンは
すいぞうから
分泌されるよ☆

速効型インスリン分泌 促進薬

すい臓からのインスリン分泌をふやす ⬆

血糖改善効果はSU類ほど大きくないが
食後の一時的な高血糖につかえる

効果が
はやい！

≡ろ

なくなるのも
はやい！

バビューーーン

低血糖に注意!!
スルホニル尿素薬や速効型インスリン分泌
促進薬は起こしやすい。

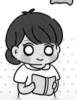

勉強ノートをつけるうちにアセスメント力がついて、
点と点が結ばれるようになったんだよね。

糖尿病の薬は、どこに働くのかを、名前と一緒に頭に入れて
おこう。どういうしくみで血糖値が下がるかがわかると、どう
して与薬するのかもわかったよ。

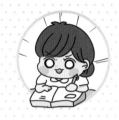

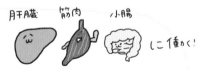

ビグアナイド(BG)薬

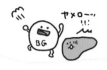

肝臓では乳酸から糖がつくられる。…のを抑える

筋肉などに働きかけて
インスリンの作用 up ↑↑

小腸での糖吸収抑制など複数の作用あり

チアゾリジン薬

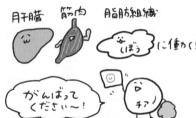

脂肪組織や筋肉や肝臓の
インスリンの作用を高める

SGLT2阻害薬

尿の中に糖を出して血糖値を下げる

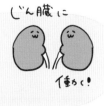

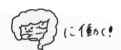

α-グルコシダーゼ阻害薬 (α-GI)

に働く!

小腸からの糖の吸収をおくらせる。
食後の高血糖に!

どれが糖尿病内服薬か
わかるようになりたい。

(SU)
スルホニル尿素薬

一般名：グリベンクラミド
オイグルコン、ダオニール

一般名：グリメピリド
アマリール

一般名：グリクラジド
グリミクロン

DPP-4阻害薬

一般名：シタグリプチン
ジャヌビア、グラクティブ

一般名：アログリプチン
ネシーナ

一般名：テネリグリプチン
テネリア

一般名：ビルダグリプチン
エクア

一般名：リナグリプチン
トラゼンタ

一般名：アナグリプチン
スイニー

すい臓に
はたらく！

インスリンは
すいぞうから
分泌されるよ☆

速効型インスリン分泌促進薬

一般名：ナテグリニド
ファスティック、スターシス

一般名：レパグリニド
シュアポスト

一般名：ミチグリニド
グルファスト

バビューン

196

糖尿病薬はごはんを抜いてるときに与薬すると低血糖になっちゃう。そうならないように薬の名前で糖尿病薬だってわかるようにまとめたよ。一般名（成分）と商品名に注意！

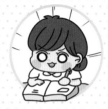

※一般名の下が商品名

ビグアナイド(BG)薬

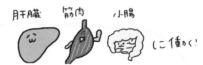

肝臓　筋肉　小腸　に働く！

一般名：メトホルミン
メトグルコ　グリコラン

一般名：ブホルミン
ジベトス　ジベトンS

造影CT後の（ヨード系造影剤）
乳酸アシドーシスに注意！

代表的副作用

嘔吐
腹痛　下痢　など

チアゾリジン薬

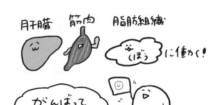

肝臓　筋肉　脂肪組織（しぼう）に働く！

一般名：ピオグリタゾン
アクトス

がんばってくださぃ〜！
チア

SGLT2阻害薬

じん臓に

一般名：エンパグリフロジン
ジャディアンス

一般名：ルセオグリフロジン
ルセフィ

働く！

α-グルコシダーゼ阻害薬（α-GI）

に働く！

一般名：ボグリボース
ベイスン

一般名：ミグリトール
セイブル

一般名：アカルボース
グルコバイ

ステロイド薬について勉強し直したい!

副腎皮質ステロイドとは…

腎臓の上についている副腎の皮質で分泌されるホルモン!
の1つ

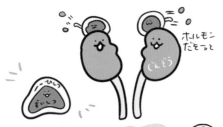

ホルモン
だそっと

ぐんぞう

ひしつ
ずいしつ

糖質コルチコイド
（糖質代謝にかかわる）

鉱質コルチコイド
（電解質代謝にかかわる）

少し…性ホルモン
（性機能に関与する）

ステロイド薬の作用

抗炎症作用

炎症を促す物質の産生を抑える

オゥオゥ

免疫抑制作用

抗体の産生を抑制して
免疫機能を抑制させる

膠原病など
自己免疫疾患に。

ガシッ

血管収縮作用

炎症部分の血管を収縮させる
→ 湿疹やかゆみなどの症状を抑える

細胞増殖抑制作用

炎症を引きおこす細胞の数がふえないようにする

キャ〜

ステロイド薬は内服や外用などいろいろあるけど、新人のときは効果を漠然としか理解してなかった…。副作用も多いから、いろいろまとめてみたよ。

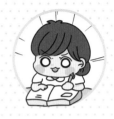

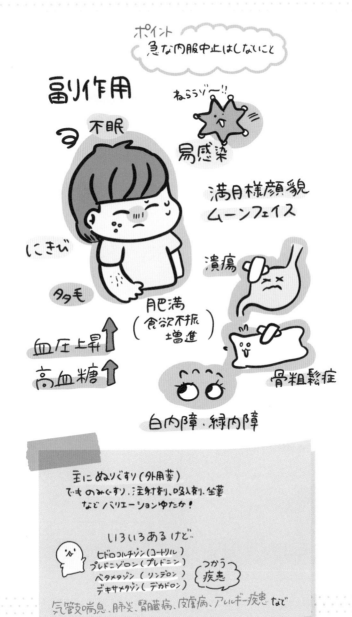

ポイント
急な内服中止はしないこと

副作用

不眠

ねらうゾー‼
易感染

満月様顔貌
ムーンフェイス

にきび

潰瘍

タダ毛

肥満
(食欲不振)
増進

血圧上昇↑
高血糖↑

骨粗鬆症

白内障・緑内障

主にぬりぐすり(外用薬)
でも のみぐすり、注射剤、吸入剤、坐薬
など バリエーションゆたか!

いろいろあるけど…
ヒドロコルチゾン(コートリル)
プレドニゾロン(プレドニン)
ベタメタゾン(リンデロン)
デキサメタゾン(デカドロン)

つかう
疾患

気管支喘息、肺炎、腎臓病、皮膚病、アレルギー疾患 など

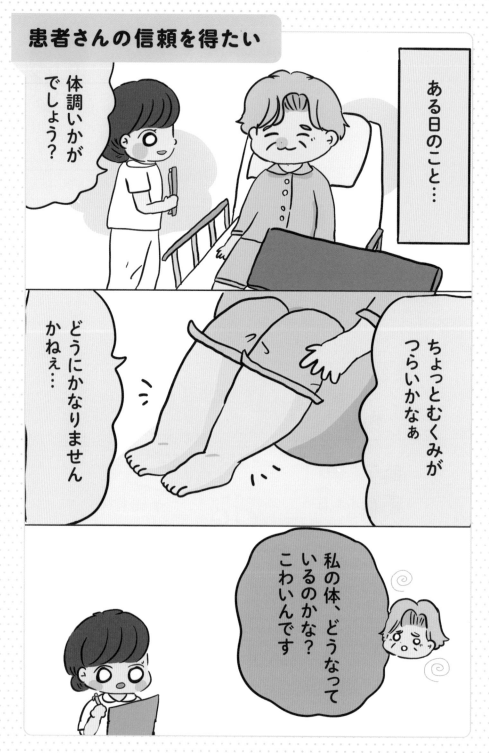

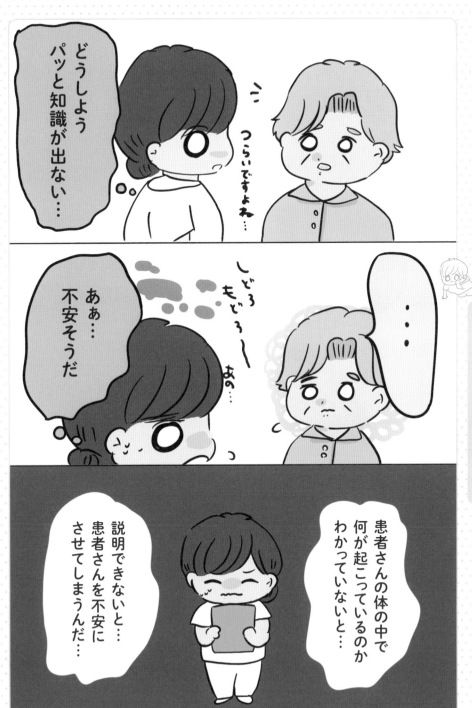

腎臓の検査値って
どう見るの？

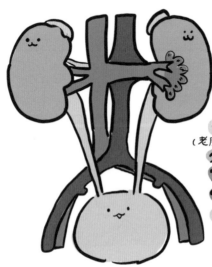

腎臓

5つの機能・役割

1 尿の生成
（老廃物や余分な水分排泄）

2 水分や電解質の調整

3 血圧を調整

4 造血ホルモンをつくる

5 ビタミンDを活性化する

腎機能が低下すると？

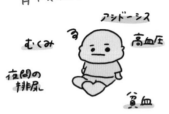

むくみ　アシドーシス　高血圧

夜間の排尿し

貧血

5つの機能に関連した
症状がでる。

血中尿素窒素
BUN

タンパク質の
老廃物
です。

基 準値 **7.0～19 mg/dL**

腎機能が低下すると
ろ過しきれずに血液中にたまるため、
血液中の尿素窒素が高まる。

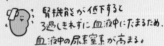

(高) カロリー不足など体のタンパク質が使われた時や
脱水、消化管出血などがあるときも上がる

(低) 低栄養、肝不全、尿崩症

腎機能の検査値はいろいろあるから、低下の理由と原因を
まとめたよ。腎機能が落ちてると使えない薬もあるから、要
注意だよ！

クレアチニン（Cr）

(基) 男性：0.7~1.1mg/dL
女性：0.5~0.9mg/dL

クレアチニンとは？

体内でできる
老廃物の一つ

筋肉中の
クレアチニンから
生成

なので腎機能が低下⬇️すると
体外へクレアチニンが排出されず、
血中濃度が高まる。

ちなみに
筋肉が多いほど
濃度が高い。

クレアチニン・クリアランス（CCr）

24h ちく尿を行って算出する

(基) 91 ～ 130 mℓ/分

尿酸（UA）

(基) 男性：4.0~7.0mg/dL

女性：3.0~ 5.5mg/dL

高値→高尿酸血症
高い症状がつづくと
痛風発作を引きおこす。 (高)

eGFR
（推算糸球体濾過量）

・年齢
・性別
・クレアチニン値から
計算

腎臓にどれくらい老廃物を尿に排泄する
機能があるかを示す。

 （mℓ/min/1.73㎡）

90以上は正常

15未満は
末期腎不全

値が低いほど
腎臓の働きが悪い

 (高) 妊娠中、発熱時

 (低) 血圧や腎血流量の低下
脱水

じんぞう

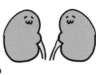

・ソラ豆のような形
・にぎりこぶし大の
大きさ 150g 程

尿検査についてまとめて
アセスメントに役立てたい！

あるある度 ★★★

正常 → 透明な淡黄色

脱水 → 濃縮尿　水分の貯留→無色透明に近づく

逆のことがおきる

異常

イメージとして
みて下さい‥

タンパク尿は
尿があわ立つ
尿路感染症や
糖尿病 など

混濁尿
膿尿→尿道炎、前立腺炎
塩類尿→尿路結石

血尿
腎・尿路系の炎症

ビリルビン尿
胆道系疾患

乳び尿
尿寄生虫疾患、
悪性腫瘍

ヘモグロビン尿
溶血性疾患

尿量
基準 1000〜1500mℓ/日
脱水症状が疑われるときや
腎キノウをみるときに！

多尿：3,000mℓ/日以上
乏尿：400mℓ/日以下
→急性腎不全、脱水、心不全
無尿：100mℓ/日以下
→腎前性、腎性、腎後性がある

尿比重
基準 1005〜1030
↳尿中の水と水以外の割合を示したもの
脱水の評価、腎の希釈、濃縮力の評価に。

高
1030超：濃縮尿
ネフローゼ症候群
心不全、脱水

低
1005未：希釈尿
尿崩症、重度の腎疾
慢性腎盂腎炎、利尿薬投与時
など

204

尿検査は調べる項目が多いけど、アセスメントに役立つから
まとめてみたよ。尿の色による異常の確認はよくやるから、
頭に入れておきたかった！

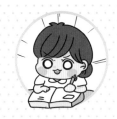

尿pH
基準：5.0〜7.5

pH（水素イオン濃度）尿が
アルカリか酸性かしらべる

健常は弱酸性！
たべものやうんどうで
変動あり

アルカリ尿（7.5以上）
尿路感染症
代謝性アルカローシス

酸性尿（5.0以下）
痛風 DM
脱水 発熱 など → アシドーシス

原因をしらべるため
血ガスで分析したりする

尿タンパク
尿中に排泄されるタンパクのこと。腎臓・尿路の検査

定性：陰性(−) 定量：150mg/日未満

健康な人はごく微量にたんぱくがふくまれるものの、ほとんど排出されない。

腎臓や尿管に異常があると尿たんぱくがでる。

つまり、

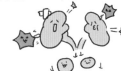

たんぱくちゃん

陽性 → 腎前性タンパク、腎性タンパク、
腎後性タンパク

定性検査で陽性であれば定量検査を行う。

尿糖
尿中に出現する糖のこと。

定量：30〜130mg/日

DMのスクリーニング検査に
用いられる。

尿潜血
尿中に存在する赤血球、ヘモグロビン、ミオグロビンを検出する

定性：陰性(−)

尿沈渣
尿を顕微鏡で観察し、赤血球、
白血球、尿酸結晶、細菌などの
固形成分の量をしらべる。

ケトン体
定性：陰性(−)

DMのスクリーニングとして行う。

このほかに白血球、ウロビリノーゲン、
亜硝酸塩なども検査するよ

浮腫がどんな状態かパッと理解したい。

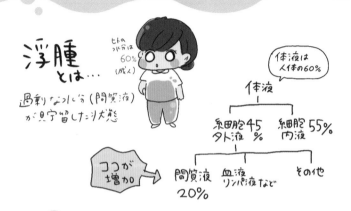

浮腫とは…

ヒトの水分は
60%
(成人)

過剰な水分(間質液)
が貯留した状態

体液は
人体の60%

体液

細胞外液 45%　　細胞内液 55%

ここが
増加

間質液 20%　　血液リンパ液など　　その他

全身性
心性→心不全
肝性 → 肝硬変・ネフローゼ症候群
腎性→急性/慢性腎不全
内分泌性→甲状腺機能低下症
　　　　　　クッシング症候群

局所性
静脈性浮腫
リンパ性浮腫
炎症性浮腫

4つの
メカニズム

① 血管内静水圧の上昇 ↑

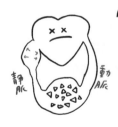

静脈　動脈

心臓→動脈→毛細血管→静脈→心臓の流れが
スムーズにいかないと…

全身の静脈で血液がうっ滞
→ 静脈の血管内圧が高まる ↑

間質から血管へ水分を移動させる力が弱まって
間質に水分が貯留する

浮腫ってよく聞くけど、体の中がどうなってるのかは謎だった！ 膠質とか聞き慣れない言葉も多いけど、イラストだとイメージしやすくなると思ってまとめたよ。

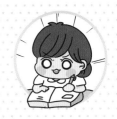

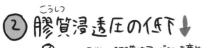

② 膠質浸透圧の低下↓

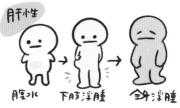

肝性

腹水　下肢浮腫　全身浮腫

肝機能の低下…

通常　肝臓はアルブミンを産生する

アルブミンです。

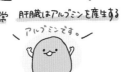

正常

水分を　ひっぱられる☆

おぃでー

アルブミンが低下すると…

末＊だけじゃ水分ためこまない…

アルブミン漏出が亢進 → アレルギー、やけどなど

おなかの血管なら腹水に

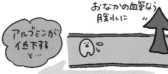

③ 血管透過性の亢進
血管とまわりの組織との間でおこる水分や栄養分などの移動

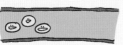

正常

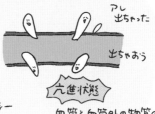

アレ出ちゃった

出ちゃおう

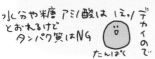

水分や糖、アミノ酸は いえ／とおれるけどタンパク質はNG

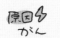

デカイので

たんぱく

原因⚡
がん
アナフィラキシー
敗血症　など

亢進状態

血管と血管外の物質の出入りが起きやすくなる状態

④ リンパ管の障害

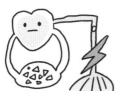

静脈に回収されなかった残りの10％の体液はリンパ管に回収される…

が

ここが障害されると間質液が増大する↑

利尿薬がたくさんありすぎて混乱する！

あるある度 ★★★

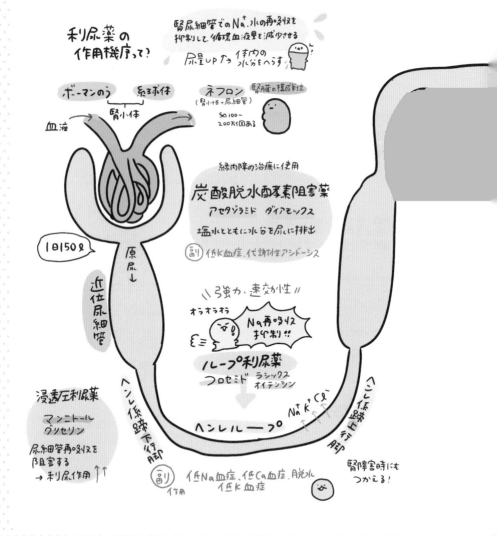

利尿薬の作用機序って？

腎尿細管でのNa⁺、水の再吸収を抑制して、循環血液量を減少させる

尿量UP → 体内の水分をへらす

ボーマンのう　糸球体
　　└──────┘
　　　腎小体

ネフロン（腎小体＋尿細管）
腎臓の構成単位
約100〜200万個ある

血液

緑内障の治療に使用

炭酸脱水酵素阻害薬
アセタゾラミド　ダイアモックス
塩水とともに水分を尿に排出
(副) 低K血症、代謝性アシドーシス

1日150ℓ
原尿↓

近位尿細管

〃強力・速効性〃
オラオラオラ
Na再吸収抑制!!

ループ利尿薬
フロセミド　ラシックス　オイテンシン

浸透圧利尿薬
マンニトール
グリセリン
尿細管再吸収を阻害する
→利尿作用↑↑

ヘンレ係蹄下行脚

ヘンレループ

ヘンレ係蹄上行脚

Na K Cl

(副)作用　低Na血症、低Ca血症、脱水、低K血症

腎障害時にもつかえる！

208

利尿薬は種類も多いし、効くしくみも難しい！ 患者さんに使うときに頭を整理したくてまとめたよ。丸暗記する必要はないから、必要なときに読み直してみて。

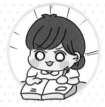

※薬はカッコ内が商品名

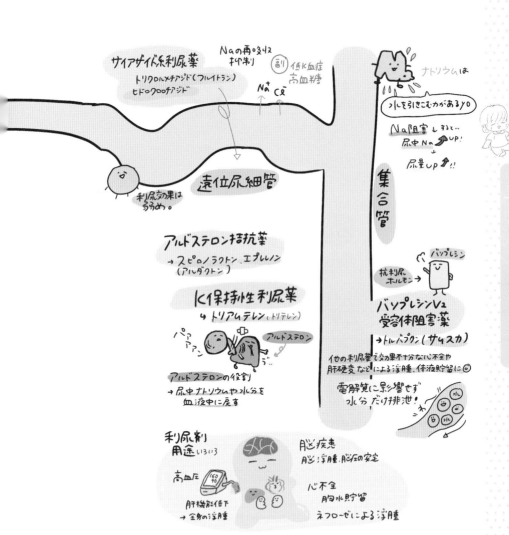

サイアザイド系利尿薬
　トリクロルメチアジド（フルイトラン）
　ヒドロクロロチアジド

Naの再吸収
抑制

副 低K血症
　　高血糖

Na⁺ Cl⁻

ナトリウムは

水を引きこむ力があるよ０

Na阻害すると…
尿中Na ↗ UP！
↓
尿量UP ↑!!

遠位尿細管

利尿効果は
うすめ。

集合管

アルドステロン拮抗薬
　→ スピロノラクトン エプレレノン
　　（アルダクトン）

抗利尿
ホルモン

バソプレシン

K保持性利尿薬
　↳ トリアムテレン（トリテレン）

パア
アアン

アルドステロン

バソプレシンV₂
受容体阻害薬
　→ トルバプタン（サムスカ）

他の利尿薬で効果不十分な不全や
肝硬変などによる浮腫、体液貯留に◎

アルドステロンの役割
→ 尿中ナトリウムや水分を
　血液中に戻す

電解質に影響です
水分だけ排泄！

利尿剤
用途いろいろ

脳疾患
脳浮腫、脳圧の安定

高血圧

心不全
胸水貯留

肝機能低下
→ 全身の浮腫

ネフローゼによる浮腫

WBCとCRPの違いを知りたい。

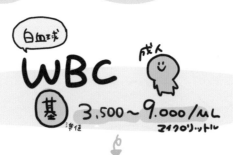

白血球

WBC 成人

基準値 3,500〜9,000/μL
マイクロリットル

好中球 リンパ球 主には5じゅるい

好酸球

細菌・ウイルスに対し防御する！役割

外傷やストレス、喫煙でもふえます。

好中球→細菌感染
リンパ球→ウイルス感染 で増加!!

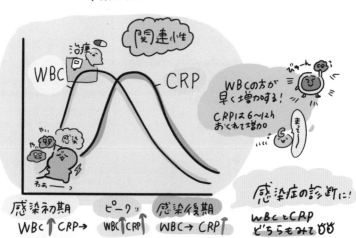

関連性

治療

WBC   CRP

WBCの方が
早く増加する！
CRPは6〜12h
おくれて増加

まてー

感染

やい

やぁ

感染初期
WBC↑ CRP→

ピーク
WBC↑ CRP↑

感染後期
WBC→ CRP↓

感染症の診断に！
WBCとCRP
どちらもみて

感染の発症時期を推測できる
重症度、活動性の指標に！

感染症なのか、それ以外の
炎症性疾患なのか 他検査が必要

WBCとCRPはどっちも炎症のマーカーだけど、1年目にその違いを先輩からよく聞かれた…！　WBCは学生のときに覚えても、CRPはわからなかったりするからまとめたよ。

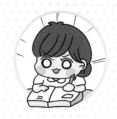

C-リアクティブ・プロテイン

CRP

低いのは
もんだいなし！！

基 0.3mg/dL以下

つくるぞ〜！

肝ゾウ
ちゃん

炎症が起きると血液中で
上昇する たんぱく質のこと
細胞がこわれるほどCRPは 増!!
マシマシ

肺炎球菌がもつ
C多糖体に
結合する

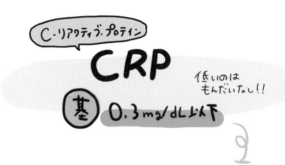

CRPは

ウイルス

細菌

わぁ

ウイルスより細菌感染で上昇する

組織の破壊や炎症反応が
つよいため

その他
心筋梗塞、悪性腫瘍、膠原病
骨折、手術でも上昇↗

注意

熱あるのに

CRPやWBCが
上がらない
感染症も
ある

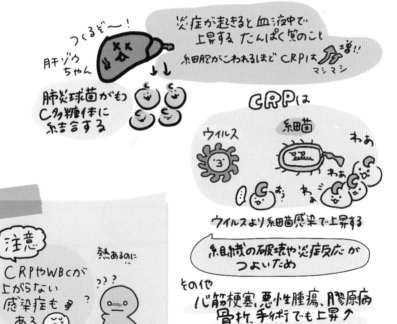

喘息について勉強したことをまとめ直そう！

ぜんそく

あるある度 ★★★

発作性の呼吸困難、喘鳴、咳をくりかえす疾患。

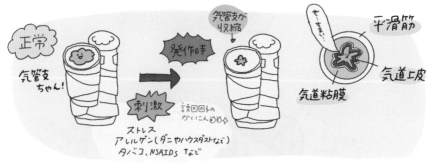

正常
気管支ちゃん！

発作時

気管支が収縮

平滑筋
気道上皮
気道粘膜
せまーい！

刺激 → 誘発因子のかくにんも◎

ストレス
アレルゲン（ダニやハウスダストなど）
タバコ、NSAIDS など

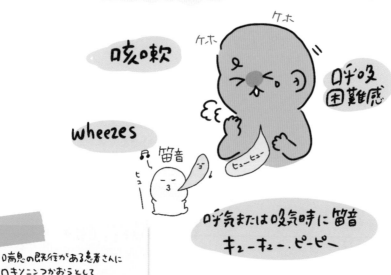

咳嗽　ケホ　ケホ

呼吸困難感

wheezes　笛音　ヒュー　ず　ヒューヒュー

呼気または吸気時に笛音
キューキュー・ピーピー

喘息の既往がある患者さんに
ロキソニンつかおうとして
先輩にかくにんされたなぁ

既往歴のかくにん
大事！

喘息は国試にもよく出るから勉強したけど、いざ現場で先輩に聞かれるとわからなくなった！アスピリンやNSAIDs（解熱鎮痛薬）が喘息を誘発したりするから、その辺もチェック！

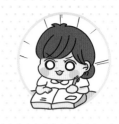

SPO2
90%以下

身動きがとれない
身体をおこして前かがみの状態で
呼吸をする

重篤 呼吸減弱
呼吸停止

中発作 苦しくて横になれない

リモデリングって？

戻りませんよぉ

口喘息の発作と
炎症が
くりかえし起こると
気道壁が厚くなり
気道の狭窄が元に
戻らなくなること

→ 不可逆的！！

小発作 軽度 咳、息苦しさ

検査 呼吸機能検査　気道炎症検査
アレルギー検査　X線・CT

アスピリン喘息とは？ → アスピリンやNSAIDsが
喘息を誘発すること

NSAIDsが
使えないときは
アセトアミノフェンなどに
変更。

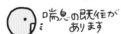
喘息の既往が
あります

ロキソニン
あるよ〜

バファリン
あるよ〜

過去にちんつう剤を
使用し症状が出たか
きく。

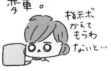
指示を
かえて
もらわ
ないと…。

※喘息の人が必ず使えないワケではない

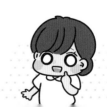
学生時代に学んだことが現場で役立つことも、
勉強ノートをつけるうちにわかってきたなぁ。

213

誤嚥性肺炎を防ぎたい!

あるある度 ★★★

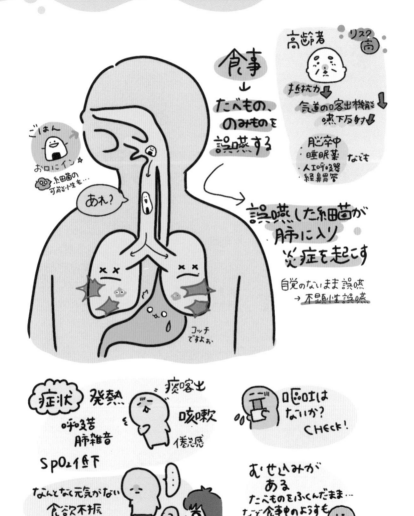

食事
↓
たべもの、
のみものを
誤嚥する

ごはん
お口にイン☆
細菌の
可能性も…

あれ?

高齢者 リスク高

抵抗力↓
気道の喀出機能↓
嚥下反射↓

・脳卒中
・睡眠薬 など
・人工呼吸器
・経鼻胃管

誤嚥した細菌が
肺に入り
炎症を起こす

自覚のないまま誤嚥
→ 不顕性誤嚥

××

コッチ
ですよぉ。

症状 発熱 痰喀出
咳嗽
呼吸苦
肺雑音 倦怠感
SpO₂低下
なんとなく元気がない
食欲不振

嘔吐は
ないか?
CHECK!

むせこみが
ある
たべものをふくんだまま…
などで食事中のようすも
みよう。

214

誤嚥性肺炎の知識は、高齢者看護に絶対必要！
実習でもよく使うから、ポイントをまとめてみたよ。
防ぎ方をしっかり覚えて、役立てよう！

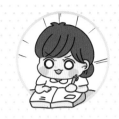

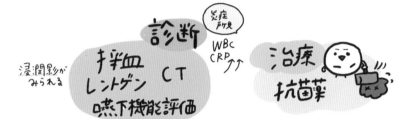

診断

炎症所見
WBC
CRP ↗↗

浸潤影が
みられる

手採血
レントゲン CT
嚥下機能を評価

治療
抗菌薬

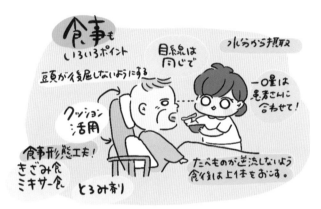

食事も
いろいろポイント

目線は
同じで

水分から摂取

頭が後屈しないようにする

クッション
活用

一口量は
患者さんに
合わせて！

食事形態工夫！
きざみ食
ミキサー食

とろみ有り

たべものが逆流しないよう
食後は上体をおこす。

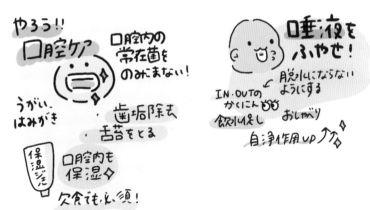

やろう!!
口腔ケア

口腔内の
常在菌を
のみこまない！

うがい・
はみがき

・歯垢除去
・舌苔をとる

保湿
ジェル

口腔内も
保湿♡

欠食でも必須！

唾液を
ふやせ！

脱水にならない
ようにする

IN・OUTの
かくにん

飲水うながし

おしゃべり

自浄作用 UP ↗↗

教育係になったはやさん

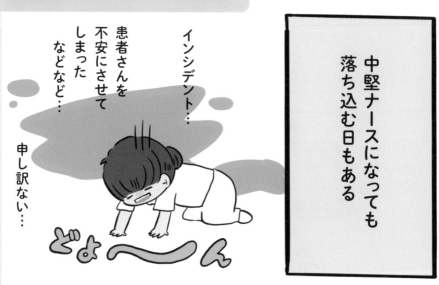

中堅ナースになっても
落ち込む日もある

インシデント…

患者さんを
不安にさせて
しまった

などなど…

申し訳ない…

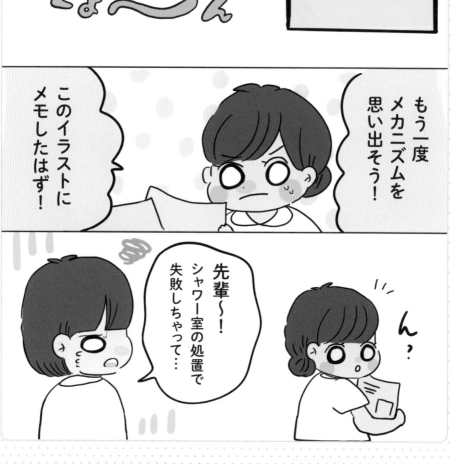

もう一度
メカニズムを
思い出そう！

このイラストに
メモしたはず！

先輩〜！
シャワー室の処置で
失敗しちゃって…

ん？

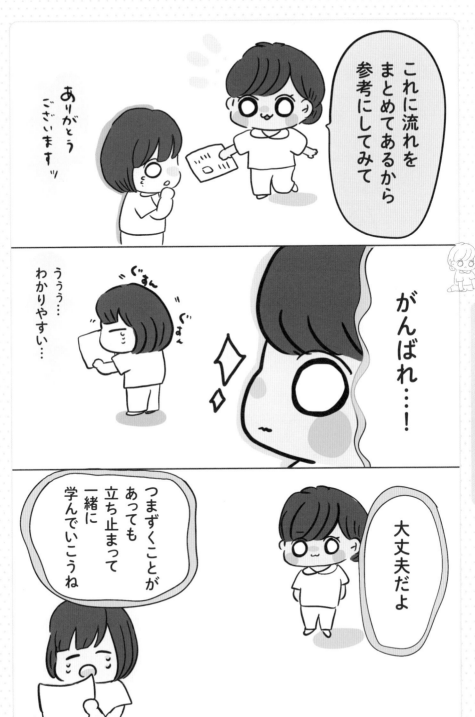

風疹・麻疹・水痘の
違いって何？

ふうしん　ましん　すいとう

あるある度 ★★★

ふうしん
風疹 3日はしか

風疹ウイルスが原因

特効薬はない
かかれば抗体ができる。

飛沫感染

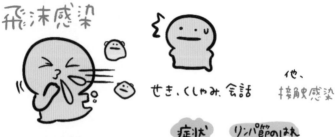

せき、くしゃみ、会話

他、接触感染

2~3w

潜伏期間は2~3週間!
ほぼ自覚症状はなし。

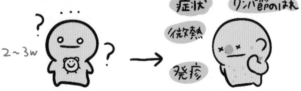

症状　リンパ節のはれ
微熱
発疹

発熱、発疹は3日ほどで
回復する。

妊娠初期の女性が
かかると胎児に
悪影響を与えるおそれあり!
→ 先天性風疹症候群
心奇形、難聴など

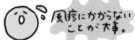
風疹にかからない
ことが大事。

妊娠中はワクチンは
打てないので注意!

麻疹・風疹混合ワクチン
→ 生ワクチン
現在は2回接種。
(1歳と小学校入学前1年間の幼児)
抗体検査はHI法、EIA法。
まずは抗体値をしらべよう。
(かかったことがある!と思っていても麻疹と
混ざして記憶している可能性も…)

この3つはよく似てるから混乱した！ 流行すると患者さんも増えるから要注意！ 入院時の問診項目でもあるので、頭に入れて、発疹の違いの写真も見ておくといいよ。

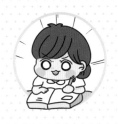

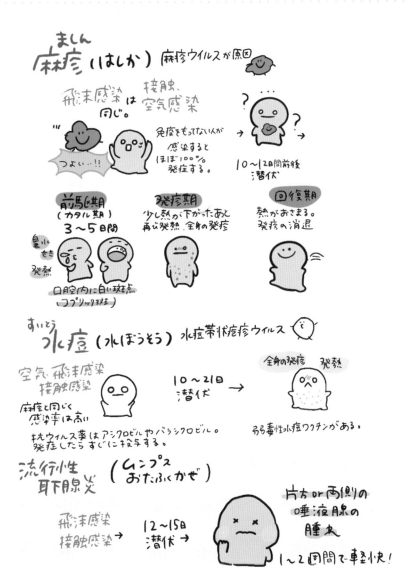

麻疹(はしか) ましん 麻疹ウイルスが原因

飛沫感染 は 接触、空気感染 同じ。

つよい…!!

免疫をもってない人が感染するとほぼ100%発症する。

?

10〜12日間前後 潜伏

前駆期 (カタル期) **3〜5日間**

鼻水 せき 発熱

口腔内に白い斑点 (コプリック斑)

発疹期 少し熱が下がったあと再び発熱。全身の発疹

回復期 熱がおさまる。 発疹の消退

水痘(水ぼうそう) すいとう 水痘帯状疱疹ウイルス

空気、飛沫感染 接触感染

麻疹と同じく感染率は高い

10〜21日 潜伏 →

全身の発疹 発熱

弱毒性水痘ワクチンがある。

抗ウイルス薬はアシクロビルやバラシクロビル。 発症したらすぐに投与する。

流行性耳下腺炎 (ムンプス おたふくかぜ)

飛沫感染 接触感染 → 12〜15日 潜伏 →

片方or両側の唾液腺の腫大

1〜2週間で軽快！

219

抗菌薬の違いを
知りたい。

あるある度
★★★

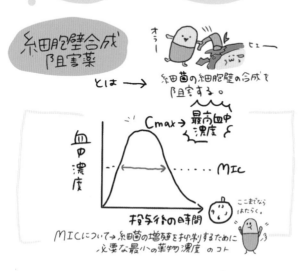

細胞壁合成阻害薬

とは → 細菌の細胞壁の合成を阻害する。

Cmax → 最高血中濃度

血中濃度

MIC

投与後の時間

ここまでなら はたらく。

MICについて → 細菌の増殖を抑制するために
必要な最小の薬物濃度 のコト

βラクタム系
　アンピシリン（ビクシリン）

ペニシリン系
　アンピシリンナトリウム / スルバクタムナトリウム
　（ ユナシン 、 スルバシリン ）
　タゾバクタム・ピペラシリン水和物
　（ ゾシン 、 タゾピペ ）

セフェム系
　第1世代：セファゾリンナトリウム（セファメジン）
　第2世代：セフメタゾール（セフメタゾンNa静注用）
　第3世代：セフトリアキソンナトリウム
　　　　　（セフトリアキソンNa静注用）
　　　　　セフトリアキソンナトリウム水和物
　　　　　（ ロセフィン ）
　第4世代：セフェピム（マキシピーム）

ペニシリン系、セフェム系は
時間依存性型

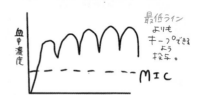

血中濃度

MIC

最低ライン
よりも
キープできる
よう
投与。

→ 1日で何回も投与
6時間間隔とかが多い

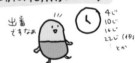

出番
ですなぁ

4じ
10じ
16じ
22じ（1例）
　とか

抗菌薬はよく使う薬なのに違いはあんまりわかってなかったからまとめたよ！　医師が使い分けるから、それぞれの投与の効果的なタイミングも頭に入れておこう。

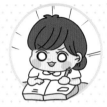

※薬はカッコ内が商品名

グリコペプチド系

バンコマイシン
→MRSAの第一選択
テイコプラニン

こちらも
時間依存型

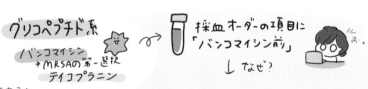

採血オーダーの項目に
「バンコマイシン前」
↓なぜ？

TDM(薬物治療モニタリング)のため。

投与4〜5回目で初回TDM

トラフ値とは…
次の投与直前(約30分前)
の値。

さいけつ　→　かいし

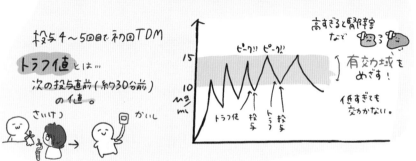

高すぎると腎障害
など

有効域を
めざす！

低すぎても
効かない。

ピーク!! ピーク!!

15
10
mg/mL

トラフ値　投与　トラフ　投与

ヒトには
細胞壁は
存在しない

菌たおすゾ

細胞壁

タンパク質合成
阻害薬や
DNA合成
阻害薬も
あるよ

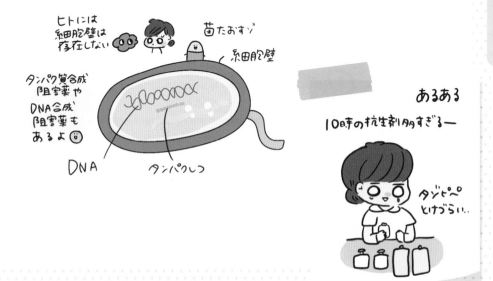

DNA

タンパクしつ

あるある

10時の抗生剤多すぎるー

タンピペ
とけづらい…

脳梗塞が起きたときに しっかり対応したい！

(のうこうそく)

どんな疾患？

→ 脳内の血管が細くなったり血栓により
脳の血管がつまる
→ 脳の機能が障害される

症状,観察項目

呂律不良

バイタルサイン
意識レベル

しびれ
(感覚障害)

顔面や手足の
麻痺

梗塞が起こった
部位で
症状は
かわる

失行
言われたことを理解しているが
動作がうまくできない

嘔吐
めまい

頭痛

失認
物体や人の顔などが
認知できない

？

？

半側空間
無視

Transient ischemic attack
TIA とは‥
一過性脳虚血発作
脳梗塞を起こす前の「前触れ」な発作。
一時的に脳の血流が流れなくなり、
神経脱落症状が現れる発作

脳梗塞は突然、脳血管が詰まるタイプの脳卒中のひとつ。
脳外科以外の患者さんでも起きるから、きちんと頭に入れて
おいてよかったよ。

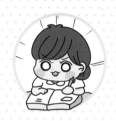

3種類

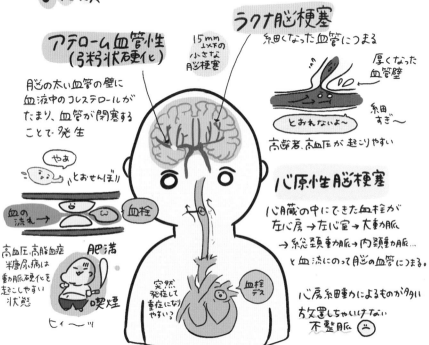

アテローム血管性（粥状硬化）
脳の太い血管の壁に
血液中のコレステロールが
たまり、血管が閉塞する
ことで発生

やあ
とおせんぼ〜

血の流れ→
血栓

高血圧、高脂血症、
糖尿病は
動脈硬化を
起こしやすい
状態
肥満
喫煙
ヒィーッ

ラクナ脳梗塞
細くなった血管につまる

15mm以下の小さな脳梗塞

厚くなった血管壁

とおれないよ〜
細すぎ〜

高齢者、高血圧が起こりやすい

心原性脳梗塞
心臓の中にできた血栓が
左心房→左心室→大動脈
→総頸動脈→内頸動脈...
と血流にのって脳の血管につまる。

血栓デス

突然発症して重症になりやすい？

心房細動によるものがタイ
放置しちゃいけない
不整脈

治療

rt-PA療法
アルテプラーゼ
発症から4.5時間以内!!
閉塞した血栓を溶解させ途絶した脳の血流を
再開させる。
他→外科的治療、抗凝固薬、抗血小板薬
抗脳浮腫薬や、脳保護薬を使用することもある

検査
頭部CT.MRI
心電図
血液検査

223

せん妄に対応する心がまえをしたい！

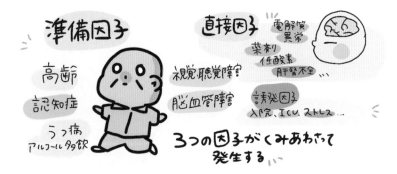

準備因子

高齢
認知症
うつ病
アルコール多飲

視覚・聴覚障害
脳血管障害

直接因子
電解質異常
薬剤
低酸素
肝腎不全 …

誘発因子
入院, ICU, ストレス …

3つの因子がくみあわさって発生する

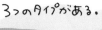

3つのタイプがある。

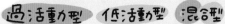

過活動型　低活動型　混合型

あばれる
自己抜去

無気力

過活動型と低活動型が混在する

〈 家にかえせええー〉

見逃されやすい

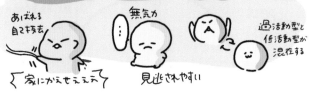

錯覚・幻覚・妄想・興奮

見当識・記憶障害

日内変動がある

ココ
ドコ!?

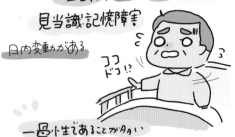

一過性であることが多い

224

せん妄は意識レベルの低下をともなう精神症状。せん妄の薬は指示簿によく書かれるけど、対応が難しいよね。せん妄がどんな状態なのか、薬を中心にまとめたよ。

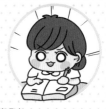

※薬はカッコ内が商品名

せん妄の対応は難しく
特効薬はない!
合いそうなものを少量から開始する

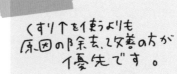

くすり↑を使うよりも
原因の除去、改善の方が
優先です。

くすり

ハロペリドール (セレネース)

静注や筋注
内服もある。

高めな1日目
0.5～2
mg

錐体外路症状に
注意..

オランザピン (ジプレキサ)

2.5～5mg
2.5　　5

錐体外路症状は
少なめ・糖尿病は禁忌!!!

クエチアピン (セロクエル)

25～50mg

錐体外路症状は
少なめ・糖尿病は禁忌!!!

クロルプロマジン (コントミン)

眠気強い
12.5～150mg

内服可能○で興奮を伴わない時

ミアンセリン (テトラミド) や
トラゾドン (レスリン、デジレル)

リスペリドン (リスパダール)

液剤
あり

腎機能障害患者には要注意

ついは
リサとガスパール。

0.5～2mg

ついに混入してすすめられる!

せん妄ハイリスク患者には
ベンゾジアゼピン受容体
作動薬はさけよう。
(サイレース、ロヒプノール)

よくかんさん

漢方薬だと..
抑肝散
つかったりする

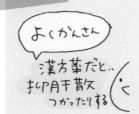

睡眠薬の分類について整理するぞ!

あるある度 ★★★

～ベンゾジアゼピン分類～

おちついて～

くすりちゃん

脳内のベンゾジアゼピン受容体に作動!

脳の活動をおさえる。

半減期とは…
くすりの全体量が半分になるまでの時間

超短時間作用型　半減期2~4h

ゾルピデム (マイスリー)

筋弛緩作用がよわく高齢者に使用しやすい

けど、
ふらつき
脱力ないか
チェック 👀

ゾピクロン (アモバン)
エスゾピクロン (ルネスタ)
トリアゾラム (ハルシオン)

眠れない

入眠困難 につかう

こんな時に!

短時間型

半減期 6~10h

エチゾラム (デパス)
リルマザホン (リスミー)

ブロチゾラム (レンドルミン)

□ルメタゼパム (ロラメット, エバミール)

持ち越し効果…
"ききすぎて翌朝まで
眠気がはじてしまうこと。

あまり
生じない!
超短時間型は
ほとんどないといわれている

226

睡眠薬はよく患者さんに出すのに分類があるなんて知らなかった…！ 薬剤師さんに相談することも多いから、代表的なベンゾジアゼピン系を主にまとめてみたよ。

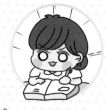

※カッコ内が商品名

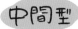 中間型　　半減期12〜24h

エスタゾラム（ユーロジン）
ニトラゼパム（ネルボン、
　　　　　　　ベンザリン）

フルニトラゼパム（サイレース）

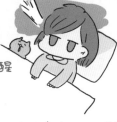

まためざめてしまった…

中途覚醒

持ち越し効果に注意

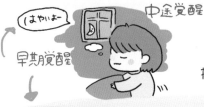

はやいよー

こんな日寺に！

早期覚醒

長時間型　　半減期24h〜

クアゼパム（ドラール）
フルラゼパム（ダルメート、ベノジール）

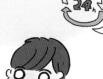

非ベンゾジアゼピン系もあるよ！
→ ゾルピデム、エスゾピクロン、ゾピクロン

その他
　メラトニン受容体作動薬（ロゼレム）
　オレキシン受容体拮抗薬（ベルソムラ、デエビゴ）は
　リズムを整える薬だよ！

がんの化学療法を
上手にサポートしたい…。

（かがくりょうほう）

あるある度
★★☆

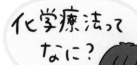

化学療法って
なに？

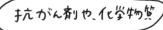

抗がん剤や、化学物質

化学療法剤を用いて
がんを治療する

点滴や　　　内服

がん
細胞

Chemotherapy から ケモ って呼ぶよ！
ケモセラピー

レジメン

抗がん剤、輸液支持療法薬（制吐剤など）を
くみあわせた 時系列的な 治療計画

コース　　サイクル、クールともいうよ

投薬期間と休薬期間を
あわせて 1 サイクル

1コース　　　2コース　　　3コース ……

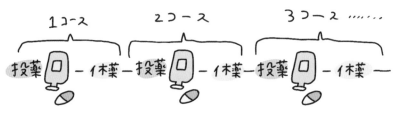

投薬 □ － 休薬 － 投薬 □ － 休薬 － 投薬 □ － 休薬 －

抗がん剤の種類によってスケジュールはかわる。

228

がんの化学療法（ケモ）は担当しながら学んだよ。化学療法中の患者さんを上手にサポートできるようになろう！

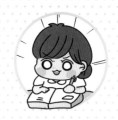

PS ピーエス　パフォーマンス ステータス

アメリカの腫瘍学団体の ECOG が提唱したもの

PSは治療方針の決定や治療効果の判定などで用いられるよ 🙂

化学療法中の患者の全身の状態を

 どのくらい元気か？ 測る指標！

0 全く問題なく活動できる

1 肉体的に激しい活動は制限されるが、歩行可能で軽作業やすわっての作業は行うことができる

事務作業　　軽い家事

2 歩行可能で自分の身のまわりのことはすべて可能だが、作業はできない。日中の50%以上はベッド外ですごす

3 身のまわりのある程度のことはできるが、しばしば介助がいる。日中の50%以上をベッドか椅子ですごす

4 まったく動けない。自分の身のまわりのことはまったくできない。完全にベッドか椅子ですごす。

化学療法を含め、がん治療中のケアについては、もっと勉強して患者さんの力になりたい！

化学療法の副作用を
まとめて知りたい。

あるある度 ★★☆

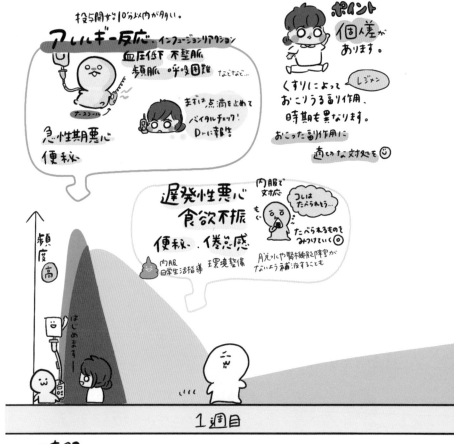

化学療法は副作用がめちゃくちゃ多い。どんな副作用があるのかだけじゃなく、薬を含め、どんな対応をするのかも知っておくと、患者さんも安心できるよ！

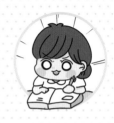

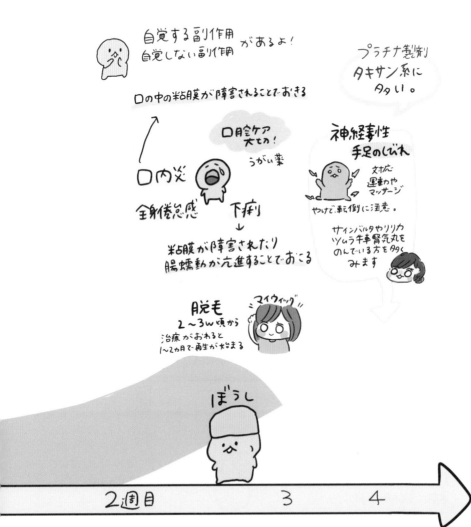

自覚する副作用
自覚しない副作用 があるよ！

プラチナ製剤
タキサン系に
多い。

口の中の粘膜が障害されることでおきる

口腔ケア
大切！
うがい薬

神経毒性
手足のしびれ

対応
運動やマッサージ

やけど、転倒に注意。

口内炎

全身倦怠感　　下痢

サインバルタやリリカ
ツムラ牛車腎気丸を
のんでいる方を多く
みます

粘膜が障害されたり
腸蠕動が亢進することでおこる

脱毛
2～3w頃から
治療がおわると
1～2カ月で再生が始まる

マイウィッグ

ぼうし

2週目　　　　3　　　4

化学療法の薬剤が
血管外に漏れた…!?

あるある度 ★★☆

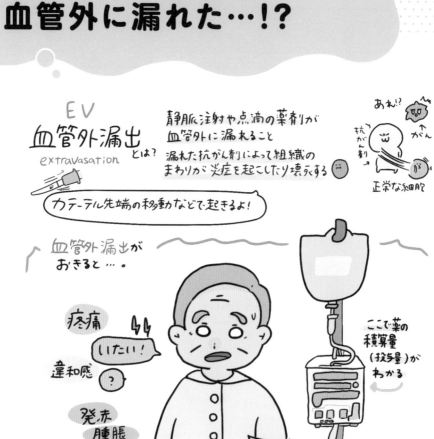

EV
血管外漏出 とは?
extravasation

静脈注射や点滴の薬剤が血管外に漏れること
漏れた抗がん剤によって組織のまわりが炎症を起こしたり壊死する

あれ!? がん
抗がん剤 が
正常な細胞

カテーテル先端の移動などで起きるよ!

血管外漏出が
おきると…。

疼痛
いたい!

違和感
?

発赤
腫脹

こうした症状が
出たときは…

ナースコールを
押してもらうよう
事前に説明しよう!

ここで薬の積算量（投与量）がわかる

圧迫感
しびれ
血流の逆流なし

全ての症状が
起きるわけではなく
個人差あり⚠

232

化学療法の血管外漏出はインシデント！ 早期発見・対応がものすごく大事だよ。患者さんにも事前に説明できるよう、ポイントをしっかり覚えよう。

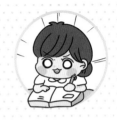

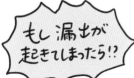
もし漏出が起きてしまったら!?

- 輸液ポンプを止める
- 積算量（投与量）を把握する
- 医師に報告！
  ※投与量は薬剤師にも報告しよう

医師の診察と指示に従って……

組織に投与された薬剤をできるだけ吸引し抜針。ステロイド投与など行う。

薬剤によっては看護師がさわれないものもあるよ！

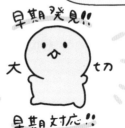
早期発見!!
大 切
早期対応!!

その場では大丈夫そうでも投与数日〜数週間後に水疱→潰瘍→壊死に形成…と進行することもある😣

ぶつけたり引っぱったりしないようおねがいします〃

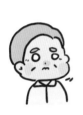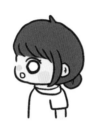

血管外漏出は確実な予防が難しい。つきっきりで刺入部を見ることもできないので、事前に患者さんにもよく説明し注意してもらおう！

がんの疼痛コントロール の基準を勉強し直したい。

WHOがかかげている がん疼痛治療 4原則

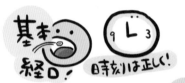

基本経口！ 時刻は正しく！

ピッタシ！！
個別的な量で！ 細かい配慮を！

副り作用の予防！ 患者指導！

痛みは主観的なもの。 目標 いたみからの解放

いつごろ、いたみのパターン、いたみの性状など、きいていこう！
目標も一緒にきめよう。

夜に眠れる → 安静時にいたくない → 動いてもいたくない

くすり

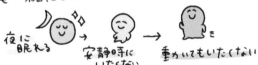

副り作用の予防 患者指導

くすりだけじゃなく
放射線や神経ブロック、
手術療法などもある。

がん患者さんの痛みは日々評価するから、今どんな痛みなのか、だったら何を使うのかを知るのはすごく大事！ もっと患者さんの痛みに寄り添えるようになりたい！

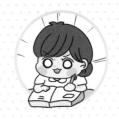

2018年に「がん性疼痛に関するガイドライン」が改訂
→「ラダーにそって効力の順に」はさくじょされました。

以人前は5原則だったのね

NSAIDSやアセトアミノフェンを使って段階的に…ということもあれば、

はじめから強オピオイドを使用することもある。

患者の個別性に配慮し選択するように！

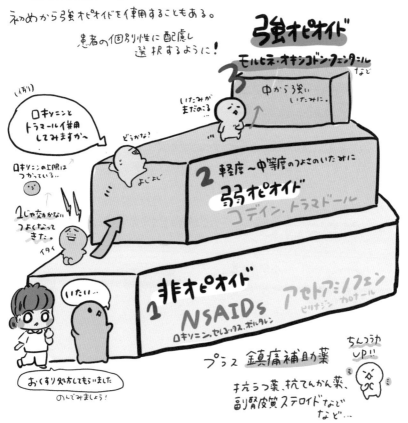

（1月）
ロキソニンとトラマールイ併用してみますが〜

ロキソニンの上限はつかっている…

1じゃ変わらないつよくなってきた…イタイ

いたい…

おくすり処方してもらいました
のんでみましょう！

どうかな？

よじよじ

いたみがまだのこる

どうかな！

中から強いいたみに。

3 強オピオイド
モルヒネ・オキシコドン・フェンタニル など

2 軽度〜中等度のつよさのいたみに
弱オピオイド
コデイン・トラマドール

1 非オピオイド
NSAIDs **アセトアミノフェン**
ロキソニン、セレコックス、ボルタレン ピリナジン、カロナール

プラス 鎮痛補助薬

ちんつうかUP！！

抗うつ薬、抗てんかん薬、副腎皮質ステロイドなど
など…

強オピオイドを使うことに
なって緊張する…!

 レスキューって!?
したいとき、いたくなりそうな時につかう。
速放剤を使う。徐放剤はゆっくり長く効く。

ベース

モルヒネ

いちばん歴史が長い。
有効性、安全性の情報豊富
呼吸苦に使うことがある

経口

徐放剤
MSコンチン錠
カディアンカプセル
モルペス細粒
パシーフ

速放剤
オプソ内服液
モルヒネ散

アンプル
注射

モルヒネ

外用
アンペック坐剤
5強オピオイド唯一の坐剤!

オキシコドン

腎機能障害が
あるときにつかえる

経口

徐放剤
オキシコンチン錠

速放剤
オキノーム

アンプル
注射

オキファスト

換算が複雑
ಠ_ಠ

236

オピオイド（医療用麻薬）は管理も厳しいから緊張したー！
どのオピオイドがどんな使い方でどんな効果なのか、混乱し
ないように使い分けをまとめたよ。

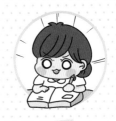

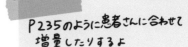
P235のように患者さんに合わせて
増量したりするよ

突出痛対策に!!
フェンタニル
・腎機能障害があるときつかう
・消化器症状（吐き気、便秘）が
　つよい時も使える

経口

徐放剤は
なし。（肝臓の初回通過効果で
　　　代謝されるのでちんつう効果なし）

速放剤
イーフェンバッカル（上顎臼歯のはぐきとほほの間で溶かす）
アブストラル（舌下錠）
　　　　　　　　↳頬粘膜吸収錠

アン
プル
注射　フェンタニル

外用
デュロテップMTパッチ
フェントステープ

ヒドロモルフォン　腎機能障害でも使える

経口

徐放剤　　　　速放剤
ナルサス錠　　ナルラピド錠

アン
プル
注射　ナルベイン　皮下でも高用量投与できる☆

他 タペンタ（タペンタドール）など

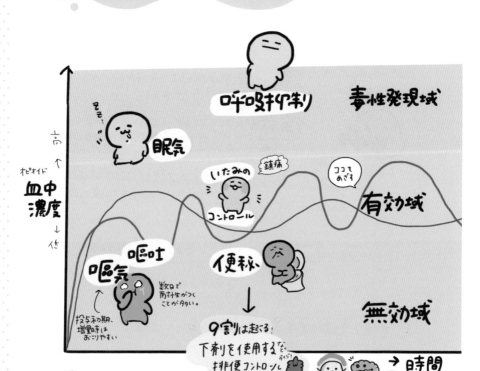

オピオイドの副作用を
パッと言えるようにしたい！

オピオイドの副作用を先輩から聞かれて、便秘しか答えられなかった苦い思い出…。血中濃度によって起きる副作用が違うので、わかりやすくまとめてみたよ。

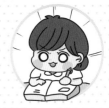

※薬はカッコ内が商品名

眠気

日常生活の影響や妨げになっていないかかくにんしよう

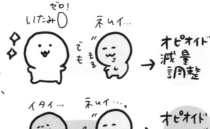

でも いたみ0 ねむい… → オピオイド減量調整

イタイ… ねむい… → オピオイドスイッチング

呼吸抑制

生死に関する部分！しっかりおぼえておこう

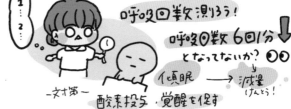

呼吸回数測ろう！
呼吸回数6回/分となってないか？
傾眠 → 減量けんとう！
酸素投与・覚醒を促す
重篤な場合はオピオイド拮抗薬（ナロキソン）

嘔気・嘔吐

くすり

中枢性ドパミンD2受容体拮抗薬
プロクロルペラジン（ノバミン）
ハロペリドール（セレネース）

第一選択！

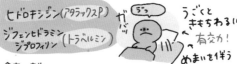

抗ヒスタミン薬
ヒドロキシジン（アタラックスP）
ジフェンヒドラミン
ジプロフィリン（トラベルミン）

うごくときもちわるい 有効！めまいを伴う

食事の時や食後の嘔心有効！

消化管運動亢進薬
メトクロプラミド（プリンペラン）
ドンペリドン（ナウゼリン）

解熱鎮痛剤の違いを
整理してミスを防ぎたい！

げねつちんつうざい

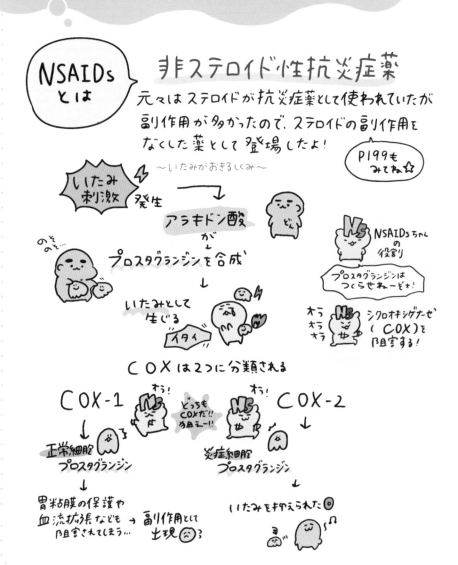

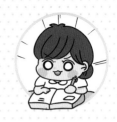

NSAIDsとアセトアミノフェンはめちゃくちゃよく使うけど、
副作用もあるから違いを理解していないと大変! とくに
NSAIDsは重複投与が必ず問題になるから気をつけて!

主なNSAIDs

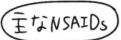

市販も同じ 60mg

代表的な ロキソニン
60mg

ロピオン
フルルビプロフェン アキセチル
点滴

ボルタレン ジクロフェナクナトリウム
坐薬もあるよ◎

副作用

COX1を阻害することで起こる

 消化性潰瘍

胃障害 胃くすりと一緒に 飲まされることも

腎障害

アスピリン
アセチルサリチル酸
市販薬だと バファリンA (商品名)

セレコックス
セレコキシブ
ニッチだ!!

COX2を阻害する
→ 胃粘膜への副作用が少ない

もう一つの解熱鎮痛薬 アセトアミノフェン

中枢神経に働きかけて作用!
腎障害などでNSAIDsが使えない…時などに ☺

比較的副作用が少なく安全性が高いが
肝障害に注意

 妊婦や小児にもつかえる!

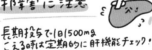
長期投与で1日1500mg
こえる時は定期的に肝機能チェック!

主なアセトアミノフェン

市販薬も沢山ある◎

アセリオ 点滴

15分かけて投与

カロナール
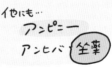
←500mg
1回 300〜1000mg

他にも…
アンピニー
アンヒバ 坐薬

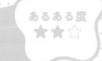
あるある度 ★★☆

硬膜外麻酔について
パッと答えたい！
こうまくがいますい

オペ後の　慢性疼痛にも。
疼痛管理に!!

既存の神経・筋障害がある
出血傾向がある
脊椎に問題がある
同意・協力が得られない

合併症

硬膜外血腫
みる　運動麻痺、しびれ
　　　背部痛

硬膜外膿瘍
背部痛、発熱、局所の圧痛
知覚・運動神経麻痺

神経障害　くも膜下腔迷入　硬膜穿刺後頭痛

～副作用～　いたみの程度を把握しつつ…

血圧低下、徐脈

交感神経を遮断
することで起こる。

悪心・嘔吐・掻痒感・下肢のしびれ
尿閉・呼吸抑制……

バイタルサイン!!!
症状の報告→薬の減量で症状が消失することもある

感染徴候はないか？　カテ先の抜けはないか？固定されているか？　薬液が正しく投与されているか？

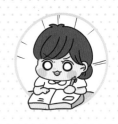

硬膜外麻酔の挿入部位は手術記録に載ってるけど、観察ポイントや副作用は覚えておかなかったから、わからなくなってしまったよ。先輩からも聞かれるポイントでもあるよ！

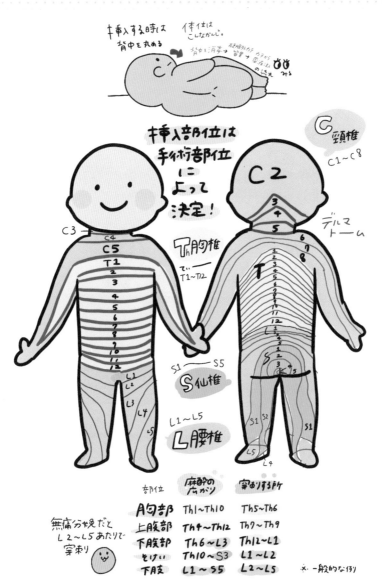

周術期の合併症に注意したい！

術後は全身状態の管理！
おこりうる合併症は術式で異なります。

POD ① → POD ② → POD ③ (術後〇日目〜)
…→ 状態も変化しやすいです。

術後出血
術直後〜24時間以内に起こることが多い

ドレーンの観察項目については P124や127にのってるよ

疼痛
疼痛コントロールしよう！

イタイ！血圧↑

NSAIDsやアセトアミノフェンについては P240をチェック！

呼吸器系

無気肺 術後3日以内

肺炎 術後5日前後　気管支炎、気胸など

術後イレウス → 術後4〜7日　くわしく！P152〜159

消化器系

縫合不全 → 術後4〜5日から1週間前後　!!!

絶対禁煙!!　痰がふえる、易感染（呼吸器合併症のリスク）

244

周術期のどの時期にどんな合併症が起こりうるのかは、頭に入れておかないと観察もできないから、必ず頭に入れておこう！ここは1年目でも先輩から容赦なく突っ込まれたよ。

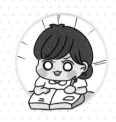

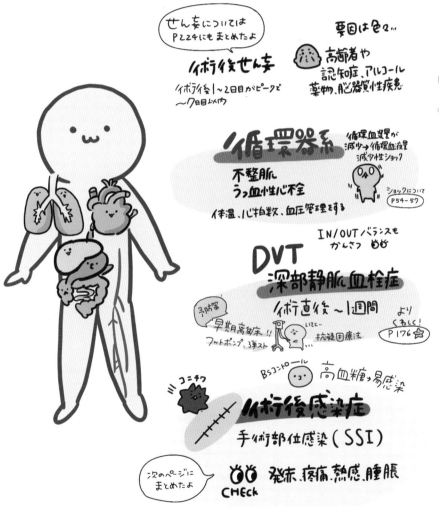

せん妄については
P224にもまとめたよ

オペ後せん妄

オペ後1〜2日目がピークで
〜7日目以内

要因は色々…

高齢者や
認知症、アルコール
薬物、脳器質性疾患

循環器系

循環血漿が
減少→循環血液量
減少性ショック

不整脈
うっ血性心不全

体温、心拍数、血圧管理をする

ショックについて
P54〜57

IN/OUTバランスも
かんさつ

DVT
深部静脈血栓症

予防策
早期離床!!
フットポンプ、弾スト

オペ直後〜1週間

いてー
抗凝固療法

より
くわしく!
P176☆

Bsコントロール

高血糖、易感染

コンニチワ

オペ後感染症

手術部位感染（SSI）

次のページに
まとめたよ
CHECK

発赤、疼痛、熱感、腫脹

SSIがそもそも何か
しっかり押さえたい！

あるある度
★★☆

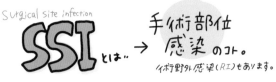

Surgical site infection

SSI とは… → 手術部位感染 のコト。

イガ・野外感染(RI)もあります。

オペ日から 30日以内
人工物有なら 90日以内

CDCガイドライン

検査
X線 CT
血液培養 尿検査 尿培養 など

かんさつ👀 バイタルサインも ね！
創部の感染徴候
発赤、腫脹、疼痛、熱感
創部離開

リスク (患者要因)

排膿
膿が出ることも 浸出液をチェック！

①喫煙歴

微生物の定着

手術前入院期間

絶対禁煙

年齢
65歳以上↑

肥満

最低でも
30日まえから
禁煙指導

栄養状態

糖尿病
ステロイド投与

→ 血糖コントロール
200mg/dl 未満

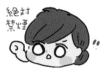

→ 低栄養

創部の治癒の
阻害要因

オペ前
不要な剃毛は行わない！
→するなら クリッパーで カミソリNO!!
清潔保持しよう◎ 清拭 < シャワー

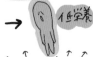

SSIはカルテによく書かれるけど、そもそも何なのか、何に注意すればいいのかわからなくて困ったからまとめたよ。看護師が大きく関わる部分だから、しっかりチェック！

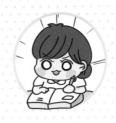

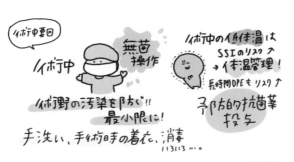

イボ中要回

イボ中 無菌操作

術野の汚染を防ぐ!!
最小限に！

手洗い、手術時の着衣、消毒

イボ中の低体温は
SSIのリスク↑
→体温管理！
長時間OPEもリスク↑

予防的抗菌薬投与

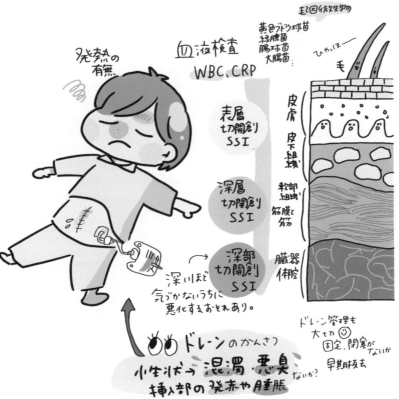

発熱の有無

血液検査
WBC, CRP

起因微生物
黄色ブドウ球菌
緑膿菌
腸球菌
大腸菌

ひゃっほ〜
毛

表層切開創SSI

深層切開創SSI

深部切開創SSI

深いほど
気づかないうちに
悪化するおそれあり。

皮膚
皮下組織

軟部組織
筋膜と筋

臓器
体腔

ドレーンのかんさつ

小生物→混濁・悪臭
挿入部の発赤や腫脹

ないか？

ドレーン管理も
大切☺
固定.閉塞が
ないか
早期抜去

2 病棟で困ったときに助かった。

247

術後離床で注意することって何？

患者さんに
早期離床のメリットを
説明しよう！

① 筋力や呼吸循環など身体機能の維持
② 術創の回復を順調にする
③ 深部静脈血栓の予防
④ イレウスの予防

術式や手術侵襲で個人差あります。
ドレーンの有無など、
人それぞれ

離床は段階的に行おう

ベッド上でできる運動から！

ギャッチアップ

↓

端坐位

離床前後
バイタルサイン必須です！

循環動態 CHECK！

立位

足ぶみ
歩行
してもらおう

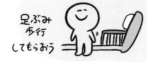

頻脈、血圧低下
SPO₂低下に注意

疼痛コントロールしよう!!

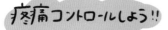

指示薬は
アセリオか…

○○○

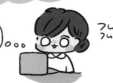

つらい
つらい

鎮痛薬の
かくにん！

苦痛をとりのぞきつつ
離床 ☺

248

実習では早期離床の必要性を聞かれたりするけど、現場では何に注意すべきかが大事。そこを押さえたら、患者さんに早期離床のメリットをちゃんと伝えられるようになれたよ。

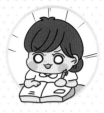

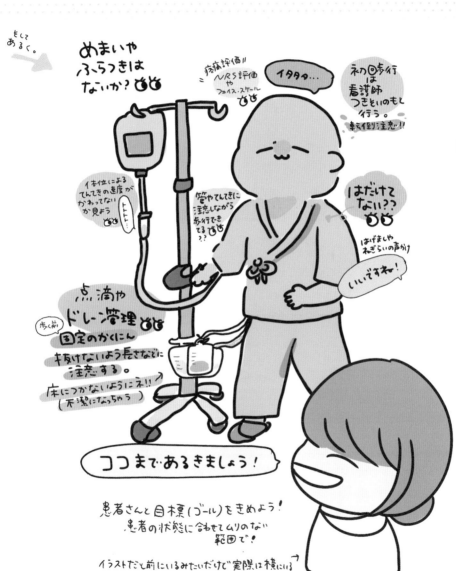

これからも勉強ノートを続けて、もっといい看護ができるようになりたいな。

離床センサーマットを効果的に使い分けたい。

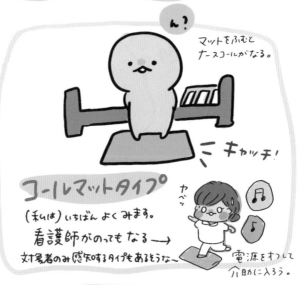

ん?

マットをふむと
ナースコールがなる。

キャッチ!

コールマットタイプ

(私は)いちばん よくみます。

看護師がのってもなる→
対象者のみ感知するタイプもあるそうな〜

電源をわすして
介助に入ろう。

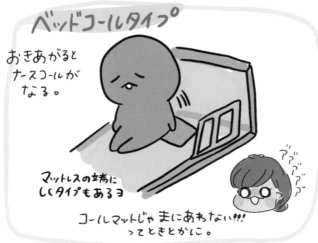

ベッドコールタイプ

おきあがると
ナースコールが
なる。

マットレスの端に
しくタイプもあるヨ

コールマットじゃ まにあわない!!!
ってときとかに。

センサーマットはいろいろあるけど、使い分けはカンファレンスとかで相談したよ。違いが興味深かったからまとめてみたよ。

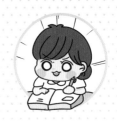

体動コール タイプ

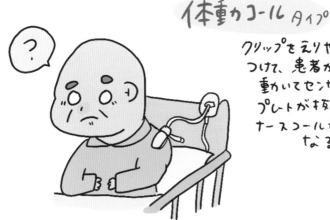

クリップをえりや首元につけて、患者が動いてセンサー本体のプレートが抜けるとナースコールがなる。

非接触 タイプ

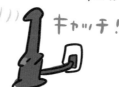

ベッド横や病室入口におく。赤外線で感知しナースコールがなる。

キャッチ!

他にも…
柵を引き抜くと報知、頭を起こすと報知する などいろんなタイプがあるよ。

患者さんの状態に合わせえらびます。

2 病棟で困ったときに助かった。

おわりに

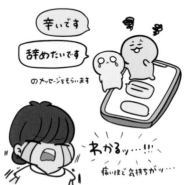

ここまで読んでいただき
ありがとうございました!!

最後まで読んでくださりありがとうございました。
SNSでイラストをアップしていると
「仕事がつらいです」「看護師を辞めたいです」
といったメッセージをいただくことがあります。

わかるッ…!
痛いほど気持ちが
わかるッ…!

辛いです

辞めたいです

のメッセージをもらいます

わかるッ…!!!
痛いほど気持ちが…

私も、同じ気持ちで働いていたこともありました。

でも、ある日、
「先輩に迷惑をかけたくない」と
当時の師長さんに伝えたところ、
「先輩のことではなく、
患者さんのことを考えなさい!」
と指摘されたことがありました。
当時は怒られたくない一心で仕事をしていたのですが、
その一言で向けるべき努力の方向を、
はっきり見せてもらえた気がします。

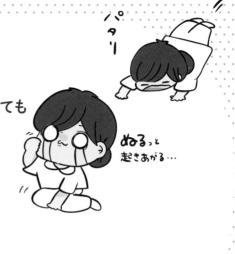

そして、うまくできない日があっても
「次こそは！」と勉強したり
ラブリー変換したりしながら
毎日なんとか生きています。

これからもみなさんと一緒に
支えたり、
支えていただいたりしながら
看護のお仕事を頑張れたら
嬉しいです。

またどこかでお会いできる日を
楽しみにしています！

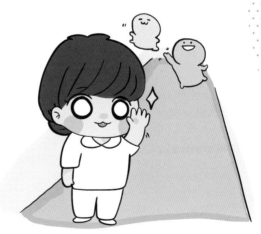

はや

参考文献

『看護師・看護学生のためのレビューブック』（メディックメディア）

『看護技術がみえる2　臨床看護技術』（メディックメディア）

『患者さんのサインを読み取る！山内先生のフィジカルアセスメント 症状編』（インプレス）

『完全版　ビジュアル臨床看護技術ガイド』（照林社）

『1年目ナースが先輩からよく聞かれること108』（照林社）

『術前術後ケア　ポイント80』（メディカ出版）

『これならわかる！術前・術後の看護ケア』（ナツメ社）

『病気がみえるVol.1　消化器』（メディックメディア）

『ナースポケットブック』（学研プラス）

『オールカラー やさしくわかる看護師のための検査値パーフェクト辞典』（ナツメ社）

『とんでもなく役立つ検査値の読み方』（照林社）

『ナーシンググラフィカ 基礎看護学② ヘルスアセスメント』（メディカ出版）

『はじめてのドレーン管理』（メディカ出版）

『レジデントのためのこれだけ心電図』（日本医事新報社）

『レジデントのためのこれだけ検査値』（日本医事新報社）

『周手術期看護〈2〉術中・術後の生体反応と急性期看護』（医歯薬出版）

『現場で使える くすりの知識』（照林社）

『看護学生クイックノート』シリーズ（照林社）

『月刊ナーシング』（学研）

『消化器外科SSI予防のための周術期管理ガイドライン2018』（診断と治療社）

参考サイト

「ナース専科」

「看護roo！」

「レバウェル看護」

「花子のまとめノート」

「ナーシング・スキル」

「ディアケア」

「ナースのヒント」

「いまさら聞けない看護技術」

「メディ助」

「オンコロ」

「MSDマニュアル」プロフェッショナル版／家庭版

「つぼみクラブ」

厚生労働省

日本ペインクリニック学会

日本糖尿病協会

日本環境感染学会

日本高血圧学会

日本褥瘡学会

日本臨床検査医学会

日本肺癌学会

日本緩和医療学会

日本赤十字社

日本赤十字社 大分県赤十字血液センター

全国健康保険協会

健康長寿ネット

泉工医科工業株式会社

クリエートメディック株式会社

旭化成メディカル株式会社

株式会社ホトロン

株式会社CRC

NPO法人PDN

※その他、看護学校の授業や先輩のアドバイス、病院の資料等、はやさんが勤務にあたって、その都度調べた情報をもとに執筆しています。

著者 **はや**

看護師。保健師。中学生のときに学校行事の職場体験を通し、「かっこいい!あんなふうに人の役に立ちながらバリバリ働きたい!」と看護師をめざす。看護大学を卒業後は、総合病院に入職。婦人科、消化器内科などを経験し、現在も現役看護師として活躍中。2015年、勉強記録のためにInstagramにアカウントを開設。イラストのわかりやすさ、タッチのやさしさが人気になり、瞬く間に9万人以上のフォロワーをもつ。趣味は絵を描くこと、買い物、インターネットでバズった料理を作ること。

医学監修 **大和田潔** **おおわだ・きよし**

医療法人社団碧桜　あきはばら駅クリニック院長（現職）。
東京都葛飾区生まれ。都立両国高校、福島県立医科大学卒、東京医科歯科大学神経内科にすすみ総合病院救急診療からリハビリテーション、在宅診療にたずさわる。同大学大学院卒、医学博士、同大学臨床教授。総合内科専門医、神経内科専門医、日本頭痛学会指導医、日本臨床栄養協会評議員。著書に『イラスト&図解 知識ゼロでも楽しく読める! 人体のしくみ』（西東社）、『こどものおいしゃさん』（篠原出版新社）、『60歳 食べ方を変えるだけで健康寿命はもっと延ばせる!』、監修書に『のほほん解剖生理学』（ともに永岡書店）などがある。

STAFF

デザイン　　　上坊菜々子
校正　　　　　くすのき舎、大和田美紀、遠藤葉子
編集協力　　　大西華子

臨床で困ったときに助かった
看護師はやのゆるっと看護ノート

2023年8月10日　第1刷発行

著者　　　はや
監修者　　大和田潔
発行者　　永岡純一
発行所　　株式会社永岡書店
　　　　　〒176-8518 東京都練馬区豊玉上1-7-14
　　　　　代表03-3992-5155
　　　　　編集03-3992-7191
DTP　　　編集室クルー
印刷　　　クループリンティング
製本　　　クループリンティング

ISBN 978-4-522-43992-0 C0047

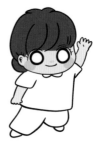